Lerne, durch dein Handeln Gefühle, Empfindungen und Farben zu
erschaffen wie der Maler, wie der Schöpfer des Universums.
In dir selbst liegt der Platz der größten Liebe.
Es gibt keinen anderen Ort um zu lieben.

Indianische Weisheit

Dieses Sachbuch beschreibt ein reales Fallbeispiel aus meiner Praxis. Die Namen aller beteiligten Personen und Handlungsorte sind jedoch frei erfunden.

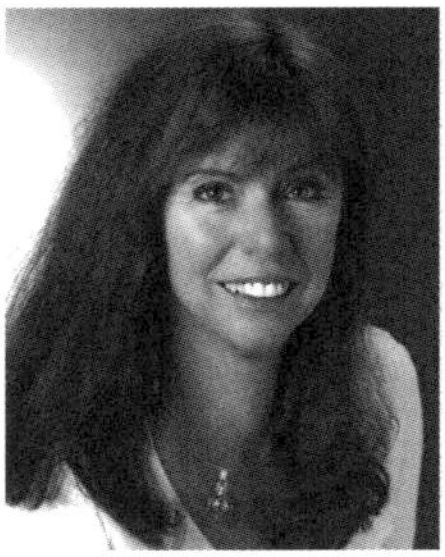

Evelyne Augustin ist Heilpraktikerin für Psychotherapie, Hypnosetherapeutin und Ernährungsberaterin aus Leidenschaft. Es ist ihr ein Herzensanliegen zu zeigen, dass man ohne Diäten, Zwänge, Verbote und Hungern zum Normalgewicht und damit auch zu mehr Lebensqualität und Lebensfreude findet. Evelyne Augustin lebt mit ihrem Mann in Idar-Oberstein (Rheinland-Pfalz), wo sie auch ihre Praxis hat.

Evelyne Augustin

Leben ohne Gepäck

Ein Erfahrungsbericht

Vom Übergewicht befreit

Edition Lebenslinien

Inhalt

Vorwort

Dieses Buch widme ich allen Leserinnen und Lesern, die mit ihrem Übergewicht kämpfen, daran verzweifeln, den Kampf gerade begonnen oder aufgegeben haben. Denen die Wörter *Diät, Hungern* und *JoJo-Effekt* vertraut sind – auf sicher unangenehme Art und Weise.

Warum liegt mir das Thema *Diäten* besonders am Herzen? Ich bin nicht nur Heilpraktikerin für Psychotherapie und Ernährungsberaterin, sondern auch eine Frau, die selbst alle möglichen Erfahrungen mit Diäten gemacht hat. Ich gehe also meinem Beruf nicht nur mit Leidenschaft nach, sondern bringe jede Menge eigene Erfahrungen ein. Kurzum: Ich weiß, wovon ich schreibe.

Bereits als junge Frau beobachtete ich mit Entsetzen an mir, dass „allgemeingültige" Ernährungsempfehlungen nicht funktionierten. Und wie es schien, nicht nur bei mir, sondern bei vielen anderen Frauen auch. Ich begann, den gesellschaftlichen Umgang mit den Themen Ernährung, Gesundheit und Gewicht zu beobachten, vor allem was die Beeinflussung durch Medien und Werbung betraf. Nicht selten war ich fassungslos. Das ist bis heute so geblieben.

Mit diesem Buch möchte ich zeigen, warum Diäten auf Dauer nicht funktionieren. Warum sie uns oftmals die Lebensqualität nehmen und dadurch auch die Lebensfreude. Warum sie uns nicht aus der Krise herausholen, sondern eher tiefer in die Krise bringen. Auf körperlicher und emotionaler Ebene. Und warum wir aufhören sollten, einem Ideal entsprechen zu wollen, anstatt unsere eigenen Werte und Potenziale zu finden und zu nutzen – egal ob mit oder ohne Übergewicht.

In meiner Praxis erlebe ich tagtäglich Patientinnen, die sich mit Diäten geplagt und sich damit nur noch neue Probleme geschaffen haben. Die sich in diesem Teufelskreis bewegen und den Blick für die Realität verloren haben: für ihre eigene Realität.

Eines Tages kam **Marianne** (Name geändert) in meine Praxis. Ihre Geschichte, die sie mir erzählte, war so unglaublich und gleichzeitig beispielhaft für viele meiner Patientinnen mit Übergewicht, dass ich Marianne fragte, ob ich ihre Geschichte aufnehmen und niederschreiben darf.

Marianne, 47 Jahre, war bis vor zwei Jahren mit 160 Kilogramm Körpergewicht und einer Größe von 165 Zentimetern extrem übergewichtig. Sie erzählte mir in der ersten Therapiestunde, wie ihre Essstörung im Kindesalter begann, sich im Jugendalter zu einer ernsthaften Gefahr entwickelte und letztlich ihr Leben prägte. Nach vielen Jahren und vielen gescheiterten Kuren und Diäten war sie in meiner Praxis gelandet. In zwei Jahren intensiver Begleitung und Therapie gelang es mir, Marianne zum Normalgewicht zurückzuführen.

Ich werde Mariannes Erzählung mit Kommentaren, Hinweisen und Tipps begleiten – und zwar bewusst nicht im Fachjargon, sondern einfach und sachlich. So werde ich die Hintergründe erläutern und erklären, was bei bestimmten „Diätfehlern" passiert, was Marianne zum Übergewicht geführt, was sie richtig und was sie falsch gemacht hat. Teilweise gehen meine Anmerkungen (das große „E" steht für die *emotionale Ebene*, das große „K" für die *körperliche Ebene*) über die Themen *Diät und Ernährung* hinaus, doch sie gehören einfach dazu. Denn letztlich geht es nicht nur um die angeblichen Dickmacher, Fett und Eiweiß, sondern es gibt noch weit mehr Parameter, die zu Übergewicht führen können. Mein Buch ist kein wissenschaftliches Werk, sondern ein Ratgeber, den das Leben schrieb und der auf meinen Erfahrungen beruht.

So können und sollen Sie, liebe Leserin und lieber Leser, aus diesem Buch vor allem Mut schöpfen. Es ist möglich, Übergewicht zu reduzieren, es endlich „richtig zu machen" und sich wohl zu fühlen. Sie sollen erkennen, dass Sie Ihr Äußeres verändern können, dass Sie nicht auf ewig gefangen sein müssen in Ihrem Körper. Aber Sie können auf diesem Weg lernen, Ihr Inneres wertzuschätzen und sich selbst zu lieben. Ihr Äußeres und Ihr Inneres gehören untrennbar zusammen und bilden eine Einheit.

Noch eine Anmerkung. Natürlich gibt es viele Ernährungsformen, die gerade im Hinblick auf Gewichtsabnahme und ein gesundes Leben diskutiert werden. Jeder Vertreter dieser Ernährungsformen hat naturgemäß seine eigene Meinung dazu. Meine Anmerkungen basieren in vielen Fällen aus den Erkenntnissen des *Metabolic Typing* (Weitere Informationen dazu finden Sie in diesem Buch ab Seite 159). Als ich eines Tages diese Ernährungsform kennenlernte und sie ausprobierte, begriff ich schnell, dass dies die Lösung für viele Frauen (und Männer) sein könnte. Vor allem aber basieren meine Erkenntnisse auf langjährigen Erfahrungen in meiner Praxis.

Die Tipps in diesem Buch können zur Prävention genutzt werden, ersetzen bei Beschwerden aber nicht den Besuch beim Arzt oder Heilpraktiker.

E = *emotionale Ebene*

K = *körperliche Ebene*

1. Wie alles begann

Marianne

Mein Vater war ein angesehener Beamter, ein „Diener des Staates“, wie er sich immer stolz bezeichnete. Meine Eltern, meine Schwester Sybille und ich lebten in einem kleinen Reihenhaus nahe Hamburg. Vater legte stets viel Wert darauf, dass die Fenster blank geputzt waren und im Vorgarten kein Unkraut wuchs. Alle Hausarbeiten erledigte meine Mutter, so gehörte es sich in den sechziger Jahren. Der Mann ging arbeiten, und die Frau kümmerte sich um die Kinder, Haus und Garten. Meine Schwester Sybille konnte ich nicht leiden. Sie schien alle beliebten Wesenszüge zu haben, die ich nicht hatte. Außerdem war sie sehr hübsch und dünn, was meinen Vater besonders mit Stolz erfüllte. Vielleicht, so denke ich heute aus der Sicht einer erwachsenen Frau, wäre das Verhältnis zu ihr heute ein besseres, wenn sie mir nicht früher immer als glänzendes Vorbild vorgehalten worden wäre.

Meine ersten negativen Erfahrungen sind mit Essen, genauer: mit dem gemeinsamen Essen am Familientisch verbunden. Ich erinnere mich gut, dass mein Vater außer sich vor Zorn war, wenn ich meinen Teller nicht leer aß. Wenn ich wagte zu sagen, dass ich keinen Hunger mehr hatte oder bald „platzte“, wurde ich in mein Zimmer geschickt. Ich beeilte mich dann immer, vom Esstisch aufzustehen und in mein Zimmer zu gehen. Dort fühlte ich mich vor Vaters ständigen Nörgeleien und Maßregelungen sicher. Meine Mutter schritt nicht ein. Natürlich weiß ich heute, dass sie einfach nicht den Mut hatte, sich über meinen Vater hinwegzusetzen. Sie gab mir immer nur zu verstehen, dass es mein Vater früher nicht leicht hatte. Ich war damals vielleicht acht, neun Jahre alt und hatte natürlich keine Ahnung, was sie damit meinte. Wir lebten ja nicht schlecht. Aber all ihre Erklärungen für das Verhalten meines Vaters blieben unklar. „Weißt du, Marianne, dein Vater ist eine wichtige Person auf dem Amt. Aber er kann nicht einfach tun, was er will. Darum ist es ihm wichtig, dass alle Menschen immer nur das Beste über ihn denken." Ich wurde aus Mutters Worten nicht schlau. „Aber Mutter, die Menschen sehen doch nicht, ob ich meinen Teller leer gegessen habe oder nicht." Daraufhin hörte ich immer nur den Satz: „Ach, Marianne, das verstehst du nicht." Richtig, ich verstand es nicht. Jetzt, als erwachsene Frau, beginne ich erst langsam zu begreifen, was sie damals mit diesem Satz meinte. Dass sie Vater gegenüber hilflos war und sich nicht gegen ihn wehren konnte. Dass sie mich mit diesem Verhalten alleine ließ – schutzlos – das könnte ich ihr natürlich heute vorwerfen. Daran denke ich oft, wenn ich meinen Sohn betrachte. War es meiner Mutter nicht bewusst, was sie tat? Sie verriet ihr eigenes Kind.

Wenn wir ins Kino gingen oder irgendwo eingeladen waren, musste ich immer aussehen wie eine Prinzessin. Niemals duldete mein Vater einen Riss oder Flecken auf meiner Kleidung. Wenn andere Kinder miteinander auf dem Spielplatz tobten, stand ich abseits, aus Angst, mich schmutzig zu machen. Das Allerschlimmste war für mich, dass ich bei jeder Gelegenheit essen musste. „Essen ist ein Zeichen des Wohlstands", pflegte mein Vater zu sagen. Ich musste essen, bis ich fast platzte. Wir frühstückten zum Beispiel jeden Morgen um viertel vor Sieben – auch samstags und sonntags. Vater interessierte es nicht, ob ich müde war und ausschlafen wollte. Nein, ich musste früh aufstehen und frühstücken. Wieder musste ich Unmengen essen. Jeden Mittag, nach der Schule oder am Wochenende, gab es ein reichliches Mahl – ob ich hungrig war oder nicht. Jeden Nachmittag, Punkt halb Fünf, wenn Vater aus dem Büro kam, gab es eine Tasse Kakao und Kuchen. Es war Vater egal, ob ich gerade Hausaufgaben machte, mit Freunden spielte oder im Schwimmbad war. Ich musste nach Hause kommen und essen. Das verstehe ich bis heute nicht. Normalerweise wacht die Mutter über die Hausaufgaben und sollte ihr Kind liebevoll unterstützen.

Aber nein, das Essen war wichtiger. Jeden Abend, genau sieben Uhr, gab es Abendbrot. Ich glaube, ich brauche nicht erwähnen, dass mein Vater nicht fragte, ob ich hungrig sei. Nein, ich musste zu Abend essen, und zwar reichlich.

Ich erinnere mich an einen Morgen in der Schule. Wir schrieben das Jahr 1976, ich war zehn Jahre alt. Uns wurde Dr. Werner vorgestellt, der gekommen war, um alle Schüler zu untersuchen. Wir wurden abgehört, vermessen und gewogen. Der Doktor war zu mir besonders streng, er stellte fest, dass ich für mein Alter fünf Kilogramm zu viel wog. Ich war 131 Zentimeter groß und die Waage zeigte 38 Kilogramm. Er gab mir ein Schreiben für meine Eltern mit. Natürlich wusste ich nicht, was drin stand, aber ich ahnte, dass es nichts Gutes bedeutete. Mit einem mulmigen Gefühl ging ich an diesem Tag nach Hause. Mutter wartete mit dem Essen auf mich. Sie merkte wohl, dass ich etwas auf dem Herzen hatte, und fragte mich: „Hast du schlechte Noten mit nach Hause gebracht, oder warum schaust du so?“ Ich übergab ihr wortlos den Brief vom Doktor und schaute sie ängstlich an. Meine Mutter las den Brief und sagte dann: „Hier steht, dass du übergewichtig bist.“ Daraufhin schaute sie mich streng an und fragte mich allen Ernstes: „Wieso bist du übergewichtig?“

Es war so ungerecht, dass es mich bis heute wurmt. Als Kind hatte ich natürlich keine Antwort darauf. Dann sagte sie mir, dass ich warten solle, bis mein Vater nach Hause käme. Das klang nicht nur wie eine Drohung, es war eine. Ich hatte immer mehr das Gefühl, etwas Schlimmes verbrochen zu haben. Als Vater (wie immer pünktlich halb fünf) nach Hause kam, zog meine Mutter ihn gleich ins Wohnzimmer, wo sie hinter verschlossener Tür miteinander sprachen. Ihre Stimmen wurden lauter, und ich glaube, sie stritten sich. Nach einer Weile kamen sie mit hochrotem Kopf aus dem Wohnzimmer und schoben mich in die Küche. Mein Vater setzte sich mir gegenüber und sagte: „Ich weiß nicht, wie du es geschafft hast, übergewichtig zu werden. Deine Schwester Sybille ist es nicht, natürlich hat sie sich besser im Griff. Aber ich sehe nicht ein, mich schon wieder über dich aufzuregen. Wir werden gleich morgen zu Dr. Werner fahren und er wird dir sicher eine Diät verordnen. Es kann nicht sein, dass meine Tochter aus der Norm fällt und übergewichtig ist! Eine solche Schande kann und will ich nicht akzeptieren, verstehst du das?“

„Nein“, antwortete ich. Diese ehrliche Antwort wurde mir als Frechheit ausgelegt, und mein Vater verlangte, mich zu fügen. Ich war verzweifelt. Ich hatte nicht den blassesten Schimmer, was ich verbrochen hatte. Ich ahnte nur, dass es schlimm war, warum sonst reagierte Vater so? Ich begriff nicht, was meine Schwester damit zu tun hatte. Was bedeutete es, dass sie sich „im Griff“ hatte und ich mich nicht? Sybille war zwei Jahre älter als ich und im Grunde das genaue Gegenteil von mir. Sie war lang und dünn und immer fröhlich. Ich höre heute noch ihr Lachen, das schier den ganzen Tag durch das Haus hallte. Ich dagegen war immer irgendwie traurig. Vielleicht lag es daran, dass ich nicht so hübsch und lustig war wie Sybille. Nun wurde sie mir vorgehalten. Das tat weh. Ich beschloss, abzuwarten, was Dr. Werner morgen sagte. Vielleicht konnte er mir erklären, was los ist.

Dr. Werner war ein netter Arzt. Er gab uns Kindern nach jeder Behandlung ein paar Bonbons in die Hand. Er wog mich ebenfalls und stellte allerlei Untersuchungen mit mir an. Er kratzte sich am Kinn und sagte zu meinen Eltern:

„Ja, ich kann es nur bestätigen. Die Kleine ist zu dick.“

Aha – zu dick. Jetzt wusste ich wenigstens, was los ist.

„Und was macht man, wenn man zu dick ist?“, fragte ich Dr. Werner.

„Nun, dann muss man abnehmen.“

„Was ist abnehmen?“, fragte ich ahnungslos.

Er erklärte mir, dass ich jetzt nicht mehr viel essen dürfte und nur Sachen, die nicht dick machen.

„Warum?“

„Weil du sonst nicht gesund sein kannst“, antwortete er.

„Bist du auch nicht gesund, Doktor Werner?“, fragte ich ihn arglos.

Klatsch – schon hatte ich mir eine Ohrfeige von meinem Vater eingefangen. „Aber Dr. Werner ist doch dick“, rief ich aufgebracht und rieb mir die brennende Wange. Klatsch – die zweite Ohrfeige. Auf die andere Wange. Ich fing an zu heulen, während sich mein Vater bei Dr. Werner für mein Benehmen entschuldigte. Diese Ungerechtigkeit konnte ich nicht begreifen. Dr. Werner zog ein dickes Bündel Papier aus seiner Schublade und überreichte es meinen Eltern. Es war der Diätplan – wobei ich natürlich damals mit diesem Wort überhaupt nichts anfangen konnte. Er wies meine Eltern an, den Diätplan so lange einzuhalten, bis ich die fünf Kilogramm Übergewicht wieder los war. Ich sehe noch, wie mein Vater ehrfürchtig das dicke Bündel Papier in Empfang nahm und dann einen kleinen Diener machte. Aber es sollte noch schlimmer kommen: Leise fragte er den Doktor: „Wir können doch mit Ihrer Diskretion rechnen? Ich meine – es erfährt doch niemand von Mariannes Übergewicht?“

Daraufhin sagte Dr. Werner: „Natürlich nicht. Zumindest nicht von mir. Aber sehen können es alle.“

Entsetzt starrte ich den dicken Dr. Werner an. Was? Man sah mir mein Übergewicht an?! War das schlimm? Und Vater musste sich für mich schämen? Ich ahnte, dass Übergewicht etwas Furchtbares sein musste und weinte vor Angst.

Kaum waren wir zuhause angekommen, räumte meine Mutter die „Paradies-Schublade“, wie ich sie liebevoll nannte, aus. Die Schublade war gefüllt mit den herrlichsten Süßigkeiten. Schokolade, Gummibärchen, Lakritze. All das verschwand in Sekundenschnelle in einer großen Plastiktüte. Mein Vater beschloss, die Tüte mit ins Amt zu nehmen, den Kollegen eine Runde Süßigkeiten auszugeben und dem Oberstaatsanwalt gleich die größte Tafel Schokolade zu schenken. Irgendwie hatte ich das Gefühl, dass es nicht mehr um mich ging. Eigentlich war ich erleichtert. Auf Schokolade konnte ich am ehesten verzichten. Jeden Morgen musste ich eine Tafel mit in die Schule nehmen – ob ich wollte oder nicht. Mein Vater bestand darauf, dass ich die Schokolade anderen Kindern anbiete, denn „die meisten können sich doch keine leisten". Die Kinder „sollen ruhig wissen, dass wir jeden Tag Schokolade essen und sie sogar verschenken können". Mir war das peinlich. Die Kinder lachten schon über mich, weil ich jeden Morgen ein Opfer suchte, dem ich meine Schokolade geben konnte. Aus dem Grund hatte ich mir mittlerweile angewöhnt, sie im Schulhof in den Müll zu werfen. Doch nun musste ich Diät machen. Ich fragte meinen Vater, ob ich die Schokolade weiterhin mit in die Schule nehmen musste. Stellen Sie sich vor: Ich musste! Ich sollte sie weiterhin den anderen Kindern anbieten.

„Aber wenn ich erfahre, dass du davon gegessen hast, kannst du dich auf ein Donnerwetter gefasst machen, klar?"

Ich nahm die Schokolade brav wie immer mit in die Schule – und warf sie dort in den Müll.

Meine Mutter nahm derweil ihre Rolle als meine persönliche Diät-Köchin sehr ernst. Peinlich genau wog sie mein Essen ab und portionierte es übersichtlich auf meinem Teller. Dem ersten Diät-Tag sah ich noch voller Spannung entgegen und wartete darauf, dass ich endlich etwas Vernünftiges essen durfte. Doch ich wartete umsonst. Mein Frühstück sah beispielsweise so aus: eine geraspelte Karotte auf einer Scheibe Knäckebrot und ein halbes Glas Buttermilch. Als Zwischenmahlzeit in der Schule gab es einen kleinen Apfel. Wenn ich nach Hause kam, wurde mir ein kleiner Gurkensalat gereicht, natürlich nur mit Gemüsebrühe. Kein Öl, keine Sahne – nichts. Nachmittags fand ich ein halbes Stück Obst auf meinem Teller, während meine Eltern, ihrem Ritual folgend, ein Stück Kuchen und eine Tasse Kakao hatten. Zum Abendbrot durfte ich dann – damit ich nicht „zu schwer" aß – den Rest Gurkensalat vom Mittag essen. Danach musste ich ins Bad, um mich zu duschen. Ich weiß noch, wie schwer es mir fiel, in die Duschwanne zu steigen, weil ich so schwach war. Ich fühlte mich bestraft, ohne zu wissen, wofür. Meine Eltern änderten ihre Gewohnheiten nicht. Ihre Devise lautete nach wie vor: Essen ist ein Zeichen des Wohlstands.

Es war eine schreckliche Zeit. Ich war ständig schlapp und müde, konnte mich kaum auf den Beinen halten und mich in der Schule nicht konzentrieren. Aber ich litt nicht nur körperlich. Viel schlimmer empfand ich es, dass es meinen Eltern egal war, sie sogar zuschauten, wie ich mich durch den Tag quälte. Sie nahmen das alles in Kauf. Beziehungsweise: Es interessierte sie nicht. Es schien ihnen bedeutend wichtiger zu sein, dass ihr Kind wieder „normal", also normalgewichtig wird. Nach einigen Wochen hatte ich vermutlich die fünf Kilogramm Übergewicht verloren, denn nun durfte ich endlich wieder essen. Ich musste wieder teilnehmen am „Beweis des Wohlstands", wie ich es heute nenne, musste wieder vier Mahlzeiten zu mir nehmen, und das reichlich. Doch was soll ich sagen: Es dauerte nicht lange, bis ich wieder zu viel Gewicht hatte. Das Ganze begann von vorn. Dr. Werner wog mich, stellte sieben Kilogramm Übergewicht fest, mein Vater wurde wütend auf mich, weil ich schon wieder „undiszipliniert" war. Meine zweite Diät begann, diesmal gepaart mit einem vierwöchigen Hausarrest – „Strafe muss sein", argumentierte mein Vater.

Evelyne

Psychische und physische Verletzungen

Hier nimmt eine fatale Entwicklung ihren Anfang. Aus Mariannes Erzählungen ist zu schließen, dass der Vater kein sehr selbstsicherer Mensch war und ihm es daher extrem wichtig war, was andere Menschen von ihm dachten. Er lebte in einer selbst erschaffenen Scheinwelt, in der seine Frau und seine beiden Töchter die Rolle der glücklichen, anständigen Familienmitglieder übernehmen mussten. Er definierte sein Können und seine Leistung über das Essen. Als Nachkriegskind hatte er gelernt, dass üppiges Essen ein Beweis für Wohlstand und Fleiß sei. Dieses Denkmuster hat ihn nachhaltig und stark geprägt. Mariannes Mutter schien abhängig von ihm gewesen zu sein, was zu dieser Zeit in manchen Familien nicht ungewöhnlich war. Eine Frau war zuständig für die Familie, hatte „dankbar" zu sein für die Rolle, die ihr aufgetragen wurde, und sich zu fügen. Daher konnte Marianne von ihr keine Unterstützung erwarten. Ihre Schwester Sybille schien ein „Vorzeige-Kind" gewesen zu sein. Fröhlich, hübsch anzusehen und schlank. Wer erinnert sich nicht an das Jahr 1966, als Twiggy im zarten Alter von sechzehn Jahren weltberühmt wurde? Welche Frau wollte nicht schön und dünn sein wie Twiggy? Vielleicht war das der Grund, warum der Vater seine Tochter Sybille vorzog. Sie entsprach dem Ideal seiner Jugendzeit. Marianne hatte nicht das Glück, dass ihr Stoffwechsel das viele Essen so verarbeitete, wie es der von Sybille tat. Marianne nahm dadurch bereits im Kindesalter zu, aber der Vater zeigte nur, dass ihm die Äußerlichkeit seiner Tochter Marianne wichtiger war als deren Gesundheit. Physisch und psychisch. Es ist nicht zu verstehen, dass das Kind mit zehn Jahren seine erste extreme Diät beginnen musste. Nicht nur das: Marianne erfuhr von dem Arzt (eigentlich eine Vertrauensperson!), dass jeder Mensch sehen konnte, welche „Schande" sie ihren Eltern bereitete.

Was die psychische Seite anbelangt, wurde das Kind meiner Meinung nach „seelisch vergewaltigt". In diesem Alter benötigt es dringend die Liebe und Anerkennung der Eltern, damit es seine Potenziale und Fähigkeiten entdecken und entwickeln kann. Damit es lernen kann, mit positiven und negativen Gefühlen umzugehen. Dies wurde Marianne brutal verwehrt, indem sie in dem Glauben erzogen wurde, dass das Essen mehr Wert habe als die Liebe der Eltern. Darüber hinaus gab der Vater ihr das Gefühl, sie sei schuld an ihrem Übergewicht. Schuld an der Schande, die sie über die Familie brachte, und an dem mit ihr verbundenen zerrütteten Ansehen. Und die Bevorzugung seiner ältesten Tochter Sybille tat ihr Übriges. Knallhart wurde Marianne stets deutlich gemacht, wie liebenswert Sybille durch ihre äußere Schönheit war. Wie wertvoll. Wie gesellschaftsfähig. Marianne lernte, dass sie voller schlechter

Eigenschaften war. Ich glaube nicht, dass Mariannes Vater ihr die Liebe in böser Absicht verwehrte; er war vermutlich selbst ein Gefangener seiner Kindheitsmuster, hatte Verletzungen erfahren. Aber Marianne hat so nie gelernt, mit ihren Gefühlen umzugehen, und entwickelte sich zu einem Menschen voller Selbstzweifel und mangelndem Selbstwertgefühl. Marianne verarmte emotional.

Ernährung im Kindesalter – Beginn der Beziehung zum Essen

Eine vernünftige Ernährungsweise ist gerade im Kindesalter wichtig. Ein Kind sollte lernen, naturbelassene, vitaminreiche Lebensmittel zu essen und maßvoll mit Süßigkeiten umzugehen. Heute wissen wir, dass es nicht nur wichtig ist, wie viel wir essen, sondern vielmehr, *was* wir essen.

Süßigkeiten werden heute oft als „Druckmittel" in der Kindererziehung eingesetzt. „Wenn du nicht brav bist, bekommst du keinen Nachtisch." Oder als Belohnung. Die Kinder lernen so, dass Süßigkeiten etwas Besonderes und Wertvolles sind. Wollen wir das? Dabei sollen sie eher lernen, bewusst und mit Freude zu essen: auch weil sie auf diese Weise ihre Gesundheit selbst in der Hand haben. Viele Krankheitsbilder haben ernährungsbedingte Ursachen. Haben wir das erst einmal verstanden, kann sich unsere Einstellung zu einer Ernährungsumstellung ändern. Plötzlich geht es um mehr als um Kalorien und Gewicht. Im Erwachsenenalter öffnen sich so neue Wege und es wird einem klar, dass gesundes Essen zur Krankheitsvermeidung und sogar zur Besserung beitragen kann. Unsere Gesundheit ist auf Dauer nicht mit körperfremden Hilfsmitteln zu erhalten. Im Falle der Ernährung ihrer Kinder sind die Eltern gefragt, ein gutes Vorbild zu sein. Was Kinder in jungen Jahren über den Umgang mit Essen lernen, werden sie ins Erwachsenenalter mitnehmen.

Darüber hinaus ist es die Aufgabe der Eltern und der Schule, Kindern beizubringen, dass Essen auch sozial wichtig ist, d.h. in der Gemeinschaft Spaß macht. Gemeinsames Essen in Familie oder im Hort an einem Tisch – viele Kinder dürfen das nicht erleben.

Einige Tipps zu Nahrungsmitteln:

Industriell gefertigte Produkte sind oft überzuckert, der Geschmackssinn des Kindes wird in eine bestimmte Richtung gelenkt. Es beginnt schon im Babyalter, wenn Babys den angeblich „gesunden" Tee trinken. Die Zeitschrift Öko-Test hat im August 2011 einen Test mit haarsträubenden Ergebnissen veröffentlicht: So wurden unter anderem Mineralöl-Rückstände (vermutlich aus den Druckfarben auf der Verpackung) in Beuteltees gefunden. Mineralöle können in Herzklappen, Lymphen und Leber Schäden anrichten.

Oft finden sich nur Angaben wie „Maltodextrin" oder „Glucosesirup" auf der Verpackung. Kaum ein Verbraucher weiß, dass es sich um Zucker handelt, der nicht als solcher angegeben werden muss. Bei Babytees fanden sich in einem Liter umgerechnet 16 Würfelzucker. Wenn dann noch damit geworben wird, wie „gesund" ein solcher Tee ist, kann dies nur noch als Frechheit (oder vorsätzlicher Betrug?) angesehen werden. Kinder sind in den ersten Lebensjahren neugierig und wollen alles wissen. Eine Riesenchance, ihnen in dieser Zeit den Geschmack naturbelassener (d.h.: in ihrer natürlichen Substanz unverändert, ohne fremde Zusätze) Lebensmittel zu vermitteln, sie an Produkte heranzuführen, die uns die Natur unverfälscht liefert. Kinder können, wie wir Erwachsenen, süß, sauer, salzig und bitter unterscheiden. Allerdings ist die Vorliebe für Süßes angeboren. Schon die Muttermilch hat einen süßlichen Geschmack.

Gesundes Essen im Kindesalter ist aber auch wichtig, weil die damit aufgenommenen Nährstoffe „Treibstoffe" sind: Fehlen diese, sind wir schlapp, unkonzentriert und gereizt.

In meiner Ernährungsberatung mit Kindern habe ich die Erfahrung gemacht, dass sie sehr viel ausgeglichener werden, wenn sie natürliche Lebensmittel zu sich nehmen, wie Obst und Gemüse, Fleisch und Fisch. Und wenn sie Süßigkeiten mit Aspartam, gesüßte Getränke und fertige Produkte meiden. Jetzt werden Sie vielleicht sagen: „Aber wie soll das gehen? Ich kann meinem Kind doch so etwas nicht verbieten?" Nein, das sollten Sie auch nicht. Aber ich möchte wieder an Ihre Vorbildfunktion erinnern: Sollten die Kinder nicht von uns lernen? Wenn wir ihnen eine gesunde Lebensweise vormachen, haben die Kinder sicherlich weniger Probleme, diese auch zu übernehmen. Damit vermeiden Sie bei Ihrem Kind Übergewicht.

Unser Körper hat etwa sechs Millionen Fettzellen. Wenn Babys oder kleine Kinder bis zum Alter von fünf Jahren „überernährt" werden, vermehrt deren Körper die Anzahl der Fettzellen auf das Doppelte. Bleibt das Kind dick, wird es im Erwachsenenalter oft fettleibig – und es sehr schwer haben, abzunehmen. Übrigens gibt es die gefürchtete Krankheit „Altersdiabetes" bereits im Kindesalter. Im Jahre 2004 wurde ein fünfjähriger Junge aus Leipzig weltberühmt, weil er an Diabetes II erkrankt war.

Ein weiteres wichtiges Thema, was die Ernährung eines Kindes (gilt ebenfalls für Erwachsene) angeht, sind Zusatzstoffe. Ich möchte nur auf die zwei am weitesten verbreiteten Stoffe eingehen: Glutamat und Aspartam.

ZUSATZSTOFFE

Glutamat (E 621):

Der Heidelberger Alzheimerforscher Konrad Beyreuther sagte: „Glutamat wirkt in höherer Konzentration als Nervenzellgift. Zu viel Glutamat bringt uns um den Verstand." Im Normalfall schützt die Blut-Hirn-Schranke unser Hirn vor dem Eindringen giftiger Stoffe. Glutamat aber kann diesen natürlichen Schutz durchbrechen. Das heißt, giftige Substanzen, wie etwa Aluminium, könnten direkt ins Hirn gelangen. Aluminium spielt bei der Entstehung der Alzheimer-Krankheit eine wesentliche Rolle. Aluminium gibt es beispielsweise in belasteten Nahrungsmitteln, in Verpackungen (Dosen-Getränke, Dosen-Suppen, Dosen-Fisch) und in Kosmetik. Da aber dieser natürliche Schutz, die Blut-Hirn-Schranke, bei kleinen Kindern durchlässiger ist, könnten diese Gifte leichter ins Hirn eindringen. Liebe Eltern: Wollt ihr das? (Das „Flexikon" definiert die Blut-Hirn-Schranke wie folgt: „Die Blut-Hirn-Schranke ist eine selektiv durchlässige Schranke zwischen Hirnsubstanz und Blutstrom, die den Stoffaustausch im Zentralen Nervensystem (ZNS) kontrolliert. Stoffe, die nicht ins ZNS gelangen sollen, werden am Durchtritt durch die Kapillarwand gehindert.")

Aspartam (E 951):
Dieser Süßstoff scheint sehr beliebt zu sein. Auf Bonbon- und Kaugummipackungen, Limonade-Etiketten und vielem mehr sieht man das zahnfreundliche Emblem „zuckerfrei". Toll. Ich frage mich: Wie ist meine Generation groß geworden? Wir hatten nur Süßigkeiten mit Zucker. Wer kannte Süßstoffe wie Aspartam? Waren wir in Lebensgefahr, weil wir Zucker zu uns genommen haben? Nein. Wir haben uns nach dem süßen Genuss die Zähne geputzt, und gut war es. Heute ist kein Zucker mehr drin, sondern Aspartam (in den meisten Fällen). Es ist aber beispielsweise von der Universität Kiel nachgewiesen worden, dass Aspartam bei der Entstehung von Krebs eine große Rolle spielt. Als Abbauprodukte von Aspartam entstehen Formaldehyd und Methanol, die bei reichlichem Verzehr gewaltige gesundheitliche Probleme bereiten können, wie beispielsweise Hirnschäden, Kopfschmerzen, Multiple Sklerose (MS), Epilepsie, Parkinson, Alzheimer, Stimmungswechsel, Hirntumore, Depressionen, Schädigung des Kurzzeitgedächtnisses und, und, und. Bitte verstehen Sie mich nicht falsch: Es liegt mir fern, Sie in Angst und Schrecken zu versetzen. Ich möchte Sie lediglich sensibilisieren, nicht leichtfertig falschen Werbeversprechungen zu glauben. Nur weil auf dem Bildschirm glückliche, lachende Kinder zu sehen sind, die ihren Großeltern dankbar zuschauen, wie voller Liebe ein Päckchen Süßigkeiten mit Süßstoffen aufgerissen wird. Und der Eindruck vermittelt wird: „Sie müssen ihre Enkel sehr lieben, wenn sie so auf deren Gesundheit achten." Ich kann nur sagen: Die Verantwortlichen für diese Werbung sollten sich schämen, mit solchen Gefühlen zu spielen.

Aber müssen wir das Risiko wirklich eingehen? Nein – wir können natürlich süßen. Beispielsweise mit Honig, Ahornsirup oder Stevia. Stevia ist eine Zuckerpflanze, hat keine Kalorien und löst, so habe ich mehrfach gelesen, keine Insulinausschüttung aus. Stevia war bis vor einigen Monaten in Deutschland nicht zugelassen, wohl aber in der Schweiz. Man machte sich darüber Gedanken, ob eine Zuckerpflanze gefährlicher sei als Aspartam. Die E-Nummer für Stevia ist übrigens E 960, falls Sie ein Produkt kaufen möchten, das Stevia enthält.

2. Meine Freundinnen lebten ihre Jugend – ohne mich

Marianne

In den folgenden zwei bis drei Jahren lernte ich nur Mangel oder Überfluss kennen. Entweder aß ich unkontrolliert oder ich war wieder auf Diät. Doch mit ungefähr dreizehn Jahren betrachtete ich Diäten mehr und mehr als meinen „Freund“: Waren sie im Kindesalter noch mein Feind, begann ich nun, sie zu lieben. Ich hatte schnell die Einstellung meines Vaters übernommen, dass ein Mensch nur wertvoll ist, wenn er den Idealen der Anderen entspricht – ohne Rücksicht auf die eigenen Bedürfnisse. Für mich war es damals die Wahrheit. Meine Schulkameradinnen und Freundinnen definierten sich schließlich ebenfalls über ihr Äußeres: Wer hatte die schönsten Haare? Wer hatte die dichtesten Wimpern? Wer war schlank? Wer trug trendige Klamotten? Wer war einfach *in*? Ich befand mich in einem schrecklichen Teufelskreis. Ich konnte nicht schlank sein, da ich ständig zuhause essen musste. Ich liebte die Diäten, die mich kurzweilig zu einer passablen Figur brachten. Doch nach jeder Diät nahm ich schneller wieder zu als das Mal zuvor. Und jedes Mal auch ein wenig mehr. Ich war also nicht schlank. Ich fühlte mich auch nicht so hübsch wie die anderen. Dass ich wunderschöne dichte, blonde Haare hatte, sagte mir niemand. Das weiß ich erst heute, wenn ich alte Fotos betrachte. Ich durfte keine fetzigen Klamotten anziehen. Mein Vater verbot mir, wie ein „Flittchen“ herumzulaufen. Er war der Meinung, dass die Tochter eines Staatsdieners sich nicht „schlampig“ kleiden durfte, wie es die Mädchen in meiner Klasse taten. Sie liefen fröhlich in Jeans, T-Shirt und Turnschuhen herum – ich trug einen grauen Faltenrock mit dunkelblauer Bluse. Wurde ich, was sehr selten war, zu einer Party eingeladen, kamen die Mädchen in frechen Kleidchen, Hotpants oder in Schlaghosen mit bauchfreien Shirts. Ich trug ein dunkelgrünes Hemdblusenkleid mit zugeknöpftem Kragen. Dieses Kleid hatte mir meine Mutter eigens für solche Zwecke genäht, wofür sie sogar noch Dankbarkeit erwartete. Ich erinnere mich gut, als ich dieses scheußliche Kleid zum ersten Mal anprobierte. Ich sah aus wie eine alte, dicke Frau. Als ich mich bei meiner Mutter beschwerte, sagte sie: „Kind, so etwas Undankbares ist mir noch nicht begegnet. Sieh nur, meine Hände sind zerstochen, nur weil ich dir dieses Kleid mit viel Mühe genäht habe." Wieder hatte ich ein schlechtes Gewissen. Mir wurde auch nicht gestattet, mich zu schminken. Meine Schwester Sybille durfte das schon mit zwölf Jahren. Wenn sie sich die Wimpern tuschte, sagte Mutter immer zu ihr: „Schön, das unterstreicht deine hübschen Augen." Ich erinnere mich noch sehr genau an den fünfzehnten Geburtstag meiner Schwester Sybille. Im Schulbus kramte sie einen kleinen Spiegel hervor und einen Eyeliner und malte sich wunderschöne grüne Augen. Ich wollte das natürlich ebenfalls und Sybille verhalf mir ebenfalls zu großen grün umrandeten Augen, obwohl meine Augenfarbe blau ist. Ich musste sehr komisch ausgesehen haben mit meinen geschminkten Augen und dem Faltenrock. Aber ich fühlte mich großartig und vergaß darüber, mein „Kunstwerk" mittags wieder abzuwischen. Ich werde das Theater nicht vergessen, als meine Mutter mich an der Tür begrüßte und meine Augen sah. Natürlich hatte sie nichts Besseres zu tun, als meinem Vater davon zu berichten. So handelte ich mir einen Hausarrest von einer Woche ein. Eigentlich eine riesengroße Ungerechtigkeit, die mich aber gar nicht sonderlich störte – ich hatte keine Freundinnen da draußen, die auf mich gewartet hätten. Ich hatte nur Sybille. Ach ja, Sybille. Wie verschieden doch Schwestern sein können. Sybille hatte keine Gewichtsprobleme. Im Gegenteil. Sie war so dünn, dass sie mit acht Jahren an die Nordsee zur Kur geschickt wurde, um dort ein wenig Speck auf die Rippen zu bekommen. Ohne Erfolg. Dennoch hatte ich die Hoffnung nicht aufgegeben, dass sie während ihrer Pubertät zunehmen würde – ich wurde schwer enttäuscht. Sie futterte sich durch den Tag und nahm kein Gramm zu. Sie fand sich selbst zu dünn, das habe ich nie verstanden. Anstatt dankbar zu sein, eine solche Traumfigur zu haben, trug sie unter ihren langen Hosen noch wollene Hotpants, damit ihr Po etwas fülliger wirkte. Es war einfach ungerecht. Andererseits war meine Schwester viel selbstbewusster als ich. Kein Wunder, dachte ich: Wenn man schlank ist, hat man nun mal keine Probleme und die Welt liegt einem zu Füßen. Sie konnte ohne schlechtes Gewissen mit ihren Freundinnen Eis essen gehen – ich durfte nicht, ich musste Sport machen. Meine Schwester erzählte von Partys, auf denen man sich Tortenschlachten lieferte und mit Jungs knutschte – ich konnte davon nur träumen. Noch nicht einmal ins Kino durfte ich alleine. Während einer Diät befürchtete mein Vater, ich würde dort heimlich Popcorn essen oder Cola trinken. War ich einmal nicht auf Diät, durfte ich trotzdem nicht ins Kino, weil er meinte, ich „fange etwas mit Jungs an".

Mit sechzehn Jahren lernte ich Matthias kennen. Ich hatte gerade eine weitere Diät (wie immer Kalorienreduktion, etwas anderes kannte man damals kaum) hinter mir und wog trotz der Diät noch stolze 88 Kilogramm – bei einer Größe von 160 Zentimetern. Matthias war meine erste große Liebe und einfach umwerfend schön. Er war siebzehn, viel größer als ich, hatte wilde blonde Locken, und alle Mädchen in meiner Klasse waren in ihn verliebt.

Ich traf ihn zum ersten Mal in der Bibliothek unserer Schule. Er setzte sich zufälligerweise neben mich an einen Lesetisch und schaute auf mein Buch. Ich las gerade etwas über Einstein, was ihm sehr imponierte. Nachdem wir ins Gespräch gekommen waren, fragte er mich, ob ich mit ihm in die Eisdiele gehe. Da ich mich gerade in diesem Moment von ein paar Schulkameradinnen beobachtet fühlte, ritt mich der Teufel und ich sagte zu. Wir trafen uns nach Schulschluss und gingen gemeinsam in die Eisdiele. Es war sozusagen mein erstes Date. Ich erinnere mich noch heute gerne daran. Matthias gab mir das Gefühl, ein tolles Mädchen zu sein. Er bewunderte meine Intelligenz und sagte mir, dass ich anders sei als die anderen Mädchen.

„Wie, anders?“, wollte ich wissen. „Na, die anderen kichern doch, wenn man etwas von ihnen will. Mit dir kann ich richtig gut reden.“ Er bat mich, von mir zu erzählen. Aber was gab es von mir grauer Maus zu berichten? Ich hatte in meinen sechzehn Jahren kaum mehr erlebt als Diät und permanenten Ärger mit meinen Eltern. Natürlich erzählte ich Matthias nichts davon. Mittlerweile wusste ich zwar, dass ich keine Schuld auf mich geladen hatte, wie es Vater mich früher glauben ließ. Aber ich schämte mich dafür, mich nicht im Griff zu haben und ständig zwischen Dicksein und Dünnsein zu wechseln. Wir sprachen über andere Dinge. Es war ein wunderschöner Nachmittag, und als Matthias gegen siebzehn Uhr auf die Uhr sah, sprang ich entsetzt auf. Ohne ein Wort der Erklärung lief ich rasch nach Hause. Mir war klar, dass mein Vater seit einer halben Stunde zuhause war. Fieberhaft überlegte ich mir unterwegs eine Ausrede, mir wollte aber keine einfallen. Meine Schwester hätte sicherlich tausend Erklärungen parat gehabt, doch für mich war so etwas Neuland. Wie erwartet riss mein Vater die Haustür auf, bevor ich die Klingel drücken konnte. Einen Hausschlüssel besaß ich nicht. Niemals werde ich das hochrote, zornige Gesicht meines Vaters vergessen. Seine Stimme überschlug sich fast, als er mich anschrie. Diesen Dialog werde ich in meinem Leben nicht mehr vergessen:

„Wo warst du, du verdammte Göre?“

„In der Eisdiele“, antwortete ich unsicher.

„Mit wem warst du in der Eisdiele?“ Seine Stimme wurde immer lauter.

„Mit Matthias.“

„Wer ist verdammt noch mal Matthias?“ Jetzt konnten es auch sicher die Nachbarn hören.

„Keine Ahnung. Ein Mitschüler eben.“

„Keine Ahnung? Du willst mir gerade beibringen, dass du mit

jemandem in dieser Eisdiele warst und noch nicht einmal weißt, wer das war?“ Seine Stimme bebte vor Wut.

„Aber Vater, es ist ein Mitschüler, und wir haben einfach nur geredet. Ich will ihn ja nicht gleich heiraten.“

Klatsch – wie so oft hatte ich mir schon wieder eine Ohrfeige gefangen. Meine Mutter erschien im Flur, die Kakao-Kanne in der Hand, und fragte besorgt, was los sei. „Deine Tochter“, brüllte mein Vater, „treibt sich mit einem Jungen herum und weiß noch nicht einmal, wer er ist.“ Und zu mir gewandt fragte er: „Hat euch jemand gesehen?“

„Ist das wichtig?“, fragte ich erstaunt.

„Und wie wichtig das ist, du Superschlaue. Was glaubst du, wie die Leute reden werden. Morgen wissen es alle Kollegen.“

„Was wissen die?“ Ich stand auf dem Schlauch.

„Dass du mit Jungs rummachst.“ Vater schien kurz vor einem Herzinfarkt zu stehen. Mutter griff ein und versuchte, ihn zu beruhigen. Plötzlich wurde mein Vater still – zu still. Schwer atmend schleppte er sich ins Wohnzimmer auf den nächsten Sessel und rang nach Luft. „Ich werde dieses Verhalten nicht dulden, du kleine Mistgöre. Was glaubst du, wer du bist? Benimmst dich wie eine Hure und bist zudem frech. Aber nicht mit mir. Geh’ in dein Zimmer, ich werde mir eine Strafe ausdenken. Du hast mich sehr enttäuscht. Nicht nur, dass du dich herumtreibst, nein, du hast wahrscheinlich auch Eis gegessen, obwohl du gerade wieder eine Diät hinter dir hattest.“

Ich starrte meinen Vater an. Ich war fassungslos und wütend – und dennoch war es das erste Mal in meinem Leben, dass ich so etwas wie Mitleid mit ihm hatte. Wie konnte er sich nur so aufregen, weil ich in der Eisdiele war? Hatte ich etwas Böses getan? War ich ein schlechter Mensch, nur weil ich mich mit einem Jungen zum Eisessen traf? Ich begriff es einfach nicht. Und so entschied ich für mich, dass Vater krank sein musste. Ob ich ihm das sagen sollte? Vernünftigerweise entschied ich mich dagegen.

Die „Strafe“, die sich Vater ausdachte, war ein weiterer Essensentzug. Für Vater war Essen noch immer etwas sehr Wichtiges, und indem er mir verbot, vier Wochen lang nichts zu Abend zu essen, dachte er wohl, dies sei für mich eine Strafe. Ich ließ ihn gerne in dem Glauben, denn im Grunde freute ich mich darüber.

Zwischen Matthias und mir entwickelte sich etwas Besonderes. Zum ersten Mal in meinem Leben zeigte mir jemand seine Zuneigung. Ob es wirklich Liebe war, weiß ich bis heute nicht, aber ich war sicher, dass Matthias mich sehr mochte. Er schätzte, so sagte er mir immer wieder, meine Intelligenz. Ja, ich war sicherlich eine gute Schülerin – aber intelligent? Mit meinem Selbstbewusstsein war es nicht sehr weit her, und nun nannte mich jemand „intelligent" – wie schön. Ich schwebte auf „Wolke Sieben". In dieser Zeit war ich nicht angreifbar. Ich war mehr „wert" als die Mädchen aus meiner Klasse. Wir waren ungefähr ein halbes Jahr zusammen, als mir an einem schönen Sommertag im Schwimmbad Matthias plötzlich sagte, dass er mit mir Schluss mache und jetzt mit Luise aus seiner Klasse ginge. Ich fragte ihn, warum. Er antwortete nicht, sondern schwamm einfach davon. Ich konnte ihm nicht nachschwimmen. Ich stand am Beckenrand, wie gelähmt, und eine Welt brach für mich zusammen. Matthias, der mich anderen Mädchen immer vorgezogen hatte, weil ich angeblich anders war als sie, verließ mich nun wegen Luise. Ich kannte Luise. Sie war sehr hübsch – und sie war schlank! Ein weiterer seelischer Knacks, der mein Selbstwertgefühl noch ein gutes Stück weiter nach unten manövrierte. Noch heute darf ich nicht an diese Situation denken, sie treibt mir die Tränen in die Augen. Ich war damals wirklich sehr verliebt in Matthias. Ich begann nun, mein Übergewicht für alles verantwortlich zu machen. Jetzt hatte ich endgültig die Nase voll. Jetzt, in diesem Moment, nahm ich mir vor, schlank zu werden. Denn bisher hatte ich nur gelernt: Die Schlanken werden anerkannt und haben Erfolg. Natürlich frage ich mich heute, ob ich mit der Situation damals anders umgegangen wäre, wenn ich ein starkes Selbstbewusstsein gehabt hätte.

Programmierung vs. Selbstachtung

Das Drama nimmt seinen Lauf. Marianne wird von der Gesellschaft geradezu konditioniert. Die sogenannte Klassische Konditionierung spielt bei uns Menschen eine große Rolle. Viele Ängste und auch psychosomatische Krankheiten sind mit hoher Wahrscheinlichkeit klassisch konditioniert. Der russische Mediziner und Physiologe Iwan Petrowitsch Pawlow (1849-1936) erkannte als erstes, dass die Voraussetzung für die Konditionierung das Vorhandensein einer „unbedingten" Reaktion auf einen „unbedingten" Reiz war. „Unbedingt" deshalb, weil die Reaktion zwangsläufig auf den Reiz folgt. Als Beispiel: Sehen wir etwas Essbares (Reiz), das uns munden könnte, wird Speichel produziert (Reaktion). Nun wird bei der Konditionierung die Verknüpfung ausgenutzt, dass der „unbedingte" Reiz mit einem „normalen" Reiz präsentiert wird. Beispiel: Das leckere Essen wird mit einem Glockenton präsentiert. Folgt diese Präsentation wiederholt, wird die Reaktion zu einer „bedingten" Reaktion und der neutrale Reiz zu einem „bedingten" Reiz. Die „bedingte" Reaktion (Speichelproduktion) wird nun sowohl durch den Glockenton als auch durch das leckere Essen ausgelöst.

In Mariannes Fall bedeutet dies in einfachen Worten: Anfänglich „programmierte" ihr Vater sie auf eine Weise, dass sie glaubte, von ihm nur anerkannt zu werden, wenn sie schlank ist. Als Teenager und junge Frau genügte bereits der Anblick einer schlanken Frau und sie verfiel in ihre Überzeugung, nichts wert zu sein, wenn sie übergewichtig ist. Auch hier wären die Eltern gefordert gewesen, ihr Kind in seinem Selbstbewusstsein zu stärken und ihm klarzumachen, dass es andere Werte gibt als diese Äußerlichkeit. Stattdessen wird sie noch künstlich zur Außenseiterin gemacht, indem sie sich als „graue Maus" präsentieren muss. Als sie Matthias kennenlernt, scheint es ihr besser zu gehen. Sie erfährt endlich, dass sie etwas Besonderes ist und über innere Werte verfügt, die Matthias gefallen. Er zieht sie den Mädchen vor, die angeblich alles haben, was zum Erfolgreich-Sein gehört. Sie schwebt im siebten

Himmel. Als Matthias sie dennoch verlässt, ist das ein herber Rückschlag. Sie glaubt, dass er sie für ein schlankes Mädchen verlässt. Tatsächlich hat er ihr das nie gesagt, sie geht aber davon aus und fühlt sich in ihrem Denkmuster bestätigt: Nur die Schönen und Schlanken haben Erfolg. Eine schwerwiegende Störung bahnt sich an.

Vielleicht werden Sie jetzt denken: „Aber wie baue ich mein Selbstvertrauen auf, wenn ich es von den Eltern nicht gelernt habe?" Vielleicht kann ich Ihnen nachfolgend ein paar nützliche Tipps geben, wie Sie auch als Erwachsener wieder zu mehr Selbstvertrauen finden.

Wie wir mehr Selbstvertrauen gewinnen können

TIPP 1:

Der erste Schritt: Lernen Sie, sich selbst zu achten. Selbstachtung bedeutet die Wertschätzung und die Achtung vor sich selbst. Wie fühlt sich Selbst-Wertschätzung an? Um das herauszufinden, überlegen Sie, wie Sie mit anderen Menschen umgehen, die Sie mögen. Prüfen Sie, wie Sie mit Ihnen sprechen und umgehen. Sie mögen diesen Menschen. Sie möchten ihn nicht kritisieren oder abwerten, gar beschimpfen. Nein, Sie bemühen sich, ihn liebevoll und fair zu behandeln. Sie überlegen sich die richtigen Worte, wenn Sie ihn auf etwas hinweisen wollen.

Und wie gehen Sie mit sich selbst um? Kritisieren Sie sich? Beschimpfen Sie sich? Oder bemühen Sie sich, fair mit sich umzugehen, liebevolle Worte für sich zu wählen? Wenn Sie Ihre Selbstachtung steigern wollen, dann sollten Sie sich immer überlegen, wie Sie in einer angespannten Situation mit einem lieben Menschen umgehen würden.

Noch etwas Wichtiges: Schrauben Sie bitte Ihre Erwartungen an sich selbst nicht so hoch (Sie würden es bei einem lieben Menschen auch nicht tun). Je mehr Perfektionismus Sie von sich erwarten, desto mehr sind Sie von sich selbst enttäuscht, wenn Sie ihn nicht erfüllen können. Sie verurteilen sich quasi selbst vorab zum Scheitern, und jedes Scheitern verringert Ihre Selbstachtung.

TIPP 2:

Suchen Sie nach Ihren Stärken. Schreiben Sie eine Liste mit all Ihren positiven Eigenschaften und bisherigen Erfolgen. Sicher werden Sie nicht gleich dutzende Eigenschaften finden, doch wenn Sie sich länger mit diesem Thema befassen und sich selbst beobachten, zu was Sie alles imstande sind, wird die Liste sicher rasch wachsen. Es müssen keine Stärken sein, die immer und ständig da sind. Beginnen Sie Ihre Überlegungen lieber mit: „Mir gefällt an mir, dass ..." oder „Ich bin stolz auf ..." oder „Ich kann meistens gut ..." Verstehen Sie, worauf ich hinauswill? Gehen Sie nicht zu hart mit sich ins Gericht. Einem Menschen, der seine positive Eigenschaft beispielsweise mit „Ich kann oft gut zuhören" benennt, sagen Sie auch nicht: „Das reicht aber nicht, du musst immer und perfekt zuhören."

TIPP 3:

Auch wenn es vielleicht albern klingen mag: Werden Sie Ihr eigener Freund. Stellen Sie sich vor den Spiegel und sagen Sie sich: „He, du. Ich mag dich. Mit all deinen Macken und Fehlern. Ich mag und akzeptiere dich so, wie du bist." Am Anfang werden Sie sich kaum trauen, diesen Satz zu sagen. Wir haben meistens gelernt, uns nicht zu überschätzen, uns kritisch zu sehen. Trotzdem: Üben Sie es, bis es klappt. Die freundschaftlichen Gefühle kommen, je öfter Sie üben. Unser Unterbewusstsein kann nämlich unsere Vorstellungen auf körperlicher und emotionaler Ebene in die Realität umsetzen. Das bedeutet: Denken wir negativ über uns, wird das Unterbewusstsein versuchen, dieses negative Bild zu realisieren. Aber wenn wir positiv über uns denken, versucht unser Unterbewusstsein, dieses positive Bild zu realisieren. Wir lenken also mit unseren Gedanken und Vorstellungen unser Wohlbefinden. Probieren Sie es aus!

TIPP 4:

Gehen Sie doch mal ein paar Tage bewusst durch Ihren Alltag und seien Sie „ganz Ohr", wie oft Sie gelobt und anerkannt werden. Ist es nicht so, dass wir Lob und Anerkennung oft nicht wahrnehmen? Weil es nicht sein darf? Da haben wir wieder das erlernte Muster „Ich darf mich nicht überschätzen." Führen Sie also eine Liste, auf der Sie jedes Lob, jede Anerkennung notieren. Und sollten Sie irgendwann wieder an sich zweifeln, lesen Sie sich Ihre Liste durch.

TIPP 5:

Sagen Sie sich immer wieder: „Es gibt keine wertlosen Menschen." Alle haben Stärken und Schwächen, und das ist gut so! Vergleichen Sie sich niemals mit anderen Menschen, auch sie haben ihre Stärken und Schwächen – Sie sehen vielleicht gerade nur erstere. Es gibt keine wertlosen Menschen – jeder ist, wie er ist.

TIPP 6:

Eine unangenehme „Nebenwirkung" eines zu geringen Selbstbewusstseins ist die Tatsache, dass wir Probleme haben, „nein" zu sagen. Warum? Vielleicht haben wir Angst, nicht mehr gemocht zu werden? Wir denken: „Was könnte derjenige sagen, wenn ich nicht tue, was er will? Vielleicht wird er mich meiden? Oder schlecht über mich denken/reden"? Es kann sein, dass wir einfach überrumpelt werden und keine Zeit haben, nachzudenken. Deshalb: Überlegen Sie kurz, bevor Sie „ja" sagen. Fragen Sie sich: „In welchem Verhältnis stehe ich zur Person X, die etwas von mir verlangt? Ist sie mir wichtig? Was verlangt sie gerade von mir? Eine Arbeit, einen Gefallen, soll ich etwas geben? Will ich das oder ist es mir nicht recht? Brauche ich viel Kraft und Zeit? Habe ich Lust dazu? Welche Nachteile habe ich, wenn ich „ja" sage? Und ganz wichtig: Warum verlangt Person X das? Ist die Bitte berechtigt, oder rette ich damit ihre Komfortzone?" Natürlich können Sie diese Dinge nicht in Sekundenschnelle entscheiden, daher bitten Sie sich immer Bedenkzeit aus. Etwa so: „Ich bin gerade sehr beschäftigt, ich muss darüber nachdenken." Oder: „Bitte gib mir etwas Zeit, ich melde mich."

TIPP 7:

Warum fällt es Ihnen schwer, „nein" zu sagen? Finden Sie es heraus. Die Angst, abgelehnt und nicht mehr gemocht zu werden, ist wohl der größte Grund, warum wir nicht „nein" sagen können. Haben wir nicht als Kind die Erfahrung gemacht, dass manche Menschen uns nur mögen, wenn wir ihnen nützlich sind? Aber müssen wir dieses Spiel als Erwachsene wirklich weiterspielen? Fakt ist doch, dass wir sowieso nicht jedem alles recht machen oder jedem gefallen können. Ein Beispiel: Ihr Partner mag blonde Haare, Ihr Vater dunkle Haare, Ihr Nachbar rote Haare und Ihre Freundin Strähnchen im Haar. Wem wollen Sie gefallen? Sie können sich Ihre Haare nicht gleichzeitig blond, brünett, rot usw. färben. Das einzig Wichtige ist, welche Haarfarbe Sie – und nur Sie! – bevorzugen. Sie sollen *sich* gefallen, nicht dem Partner, nicht dem Vater, nicht dem Nachbar und nicht der Freundin.

Eine weitere Angst ist die Angst vor Konsequenzen. Die kann zu Recht bestehen, wenn Sie beispielsweise um Ihren Job fürchten müssen, wenn Sie „nein" sagen. Hier muss man etwas sensibler vorgehen und genauer abwägen.

Es gibt auch die Angst, als „Egoist" dazustehen. Aber: Ist Egoismus wirklich immer schlecht? Ego heißt doch nichts anderes als „Ich". Ist „Ich" schlecht? Wirft Ihnen jemand vor, aufgrund Ihres „Nein" ein Egoist zu sein, sollte sich dieser Mensch einmal fragen, ob er nicht auch einer ist? Der Vorwurf, egoistisch zu sein, ist meist sehr effektiv, wenn man ein Ziel erreichen will.

Dann gibt es das Bedürfnis, gebraucht zu werden. Es ist zugegebenermaßen ein schönes Gefühl. Solange es Sie nicht aus Ihrem Gleichgewicht bringt – dann sagen Sie „ja".

Ein ebenfalls entscheidender Aspekt ist die Angst, etwas zu verpassen. Übernehmen wir nicht zu oft Arbeiten oder Gefälligkeiten, nur um „mittendrin" zu sein? Darum überlegen Sie sich gut, ob Ihnen diese Gefälligkeit wirklich Spaß macht oder ob Ihnen Nachteile entstehen.

Übrigens, noch ein paar andere Umschreibungen für ein „Nein":

- Vielleicht später.
- Das geht leider nicht, ... ist mir im Augenblick wichtiger.

- Eher nein.
- Nein, aber danke fürs Nachfragen.
- Ich überlege es mir.
- Fragen Sie mich später noch mal.
- Sorry, ich habe gerade viel um die Ohren.
- Ich fühle mich gerade etwas überrumpelt.
- Nicht böse sein, aber nein.

Wie stehen Sie Menschen gegenüber, die zu allem „ja" und „Amen" sagen? Sind diese Menschen Ihrer Meinung nach „ein Fähnchen im Wind" oder eher eine starke Persönlichkeit mit eigener Meinung? Wen schätzen Sie als ehrliche Person ein? Wem begegnen Sie mit mehr Respekt? Dem „Ja-Sager" oder dem „Nein-Sager"?

Probieren Sie einfach mal die Tipps aus. Am Anfang werden Sie möglicherweise noch unsicher sein, sich unwohl fühlen oder Probleme damit haben, „nein" zu sagen. Aber nach etwas Übung werden Sie vielleicht merken, dass es Spaß macht und viele Vorteile bringt – zum Beispiel wertvolle Zeit!

Warum Kalorienreduktion keine Lösung ist

Kalorienreduktion – wenn ich das schon höre. „Wenn du schlank sein willst, darfst du nicht so viel essen." Ist Ihnen schon einmal aufgefallen, dass oft die Menschen schlank sind, die essen? Und die Wenig-Esser dick sind? Warum war Mariannes Schwester Sybille dünn? Sie aß den ganzen Tag und schien dennoch keine Gewichtsprobleme zu kennen. Obwohl Marianne viel weniger, also kalorienreduziert aß, kämpfte sie mit Übergewicht. Warum? Ganz einfach: Weil wir Menschen unterschiedlich verstoffwechseln. Es gibt daher nicht ***die*** gesunde und richtige Ernährung für jeden. Sicher kennen auch Sie unzählige Beispiele, bei denen Menschen dasselbe essen und unterschiedlich darauf reagieren. Die einen werden schlank und fit, die anderen werden vom gleichen Essen dick und schlapp. Ist es nicht so?

Doch bevor ich etwas über die unterschiedlichen **Stoffwechseltypen** schreibe, lassen Sie mich noch etwas zum **Autonomen Nervensystem** erklären: Das menschliche Nervensystem wird in zwei große Bereiche unterteilt: Ein Teil des Systems ist für die bewusst beeinflussbaren Nervenvorgänge zuständig; der andere, das sogenannte Autonome System, steuert unbewusst ablaufende Vorgänge. Man unterscheidet zwei Zweige im Autonomen Nervensystem: den **Parasympathikus** und den **Sympathikus**.

Beide Zweige spielen bei der Regulierung der unbewussten Körperaktivitäten eine wichtige Rolle, bei der Kontrolle des Herzschlags, des Blutdrucks, der Verdauung, der Regeneration und Reparatur, der Regulierung der Stoffwechselrate, der Schweißabsonderung, den Aktivitäten des Immunsystems und so weiter. Jeder Zweig ist für die Kontrolle bestimmter Bereiche des Körpers zuständig und regt deren Arbeit an. Der andere Zweig ist jeweils sein Gegenspieler und dämpft die Arbeit.

Der **Sympathikus** beschleunigt beispielsweise den Herzschlag, während der Parasympathikus ihn verringert. Auf diese Weise wird der Herzschlag – wie andere Organfunktionen auch – durch das Autonome Nervensystem reguliert, indem dessen sympathischer und parasympathischer Teil zusammenwirken. Nach den Erkenntnissen des *Metabolic Typing* (siehe auch Seite 159 ff.) regen Eiweiße den Sympathikus an.

Kohlenhydrate dagegen regen den **Parasympathikus** an. Isst ein Mensch beispielsweise zu viele Kohlenhydrate, wird dadurch der Parasympathikus gestärkt, der Sympathikus ist zu schwach. In diesem Fall sollte diese Person mehr Eiweiß essen, damit der Sympathikus gestärkt und der Parasympathikus geschwächt wird – damit also ein Gleichgewicht erreicht wird.

Und nun zu den unterschiedlichen **Stoffwechseltypen:** Der sogenannte Parasympathikustyp benötigt etwa 30 Prozent der Kalorien aus Kohlenhydraten, 30 Prozent der Kalorien aus Fett und etwa 40 Prozent der Kalorien aus Eiweiß. Ein ideales Käsebrot für diesen Typ würde ungefähr so aussehen: Scheibe Brot dünn – Butter dick – Käse viel. Andere Stoffwechseltypen (genauere Beschreibung ab Seite 162) benötigen beispielsweise etwa 60 Prozent der Kalorien aus Kohlenhydraten, nur

15 Prozent der Kalorien aus Fett und 25 Prozent der Kalorien aus Eiweiß. Hier würde das Brot so aussehen: Scheibe Brot dick – Butter dünn – Käse wenig.

Nun werden Sie sich fragen: **Welcher Stoffwechseltyp bin ich?** Idealerweise lassen Sie sich bei einem Ernährungsberater typisieren, der nach diesem System arbeitet. Sie können aber auch ganz einfach nach dem Essen in sich „hineinhören". Wenn Sie satt sind (satt – nicht voll), aber nicht müde werden oder Lust auf Süßes oder Salziges bekommen: Dann war das Verhältnis von Kohlenhydraten, Eiweiß und Fett ungefähr richtig. Werden Sie aber nach dem Essen müde, haben noch Hunger, obwohl Sie gerade gegessen haben, oder bekommen Lust auf Süßigkeiten oder Salziges – dann überprüfen Sie bitte, ob Sie genügend Eiweiß gegessen haben. Experimentieren Sie ein wenig. Versuchen Sie beim nächsten Essen, entweder mehr oder weniger Fett zu essen. Ändern Sie die Menge an Kohlenhydraten, Eiweiß und Fett so, bis Sie nach dem Essen satt sind und sich sehr wohl fühlen.

Auch das **Drüsensystem** muss berücksichtigt werden. Bei uns Frauen sind **vier Drüsen** an der Regulierung des Stoffwechsels beteiligt:

- die Schilddrüse,
- die Hypophyse,
- die Nebenniere und
- die Ovarien (Eierstöcke).

Eine Drüse (bei jedem unterschiedlich) wird besonders stark durch bestimmte Nahrungsmittel stimuliert, wir fühlen uns wohl. Den Zustand wollen wir erhalten und essen weiterhin diese Nahrungsmittel. Das führt zur Gewöhnung, die anderen Drüsen werden vernachlässigt – es entsteht ein Ungleichgewicht. Der Stoffwechsel arbeitet langsam – die Folge ist eine Gewichtszunahme. Es gibt für jeden Drüsentyp bestimmte Lebensmittel, die besser gemieden werden sollten, auch um Übergewicht zu verhindern oder abzubauen. Wie Sie aufgrund Ihrer äußeren Merkmale Ihren Drüsentyp erkennen können, lesen Sie im Kapitel *Die Drüsentypen* ab Seite 162.

3. Lieber schlank und krank

Marianne

Ich hatte die Nase unendlich voll, alles in mir schrie: „Ich will schlank sein, verdammt noch mal!“ Und ich zog es durch. Jeder Gedanke beschäftigte sich mit dem Thema, endlich abzunehmen. Ich wollte mehr als schlank sein. Natürlich musste ich zuhause aufpassen, das war ein Problem. Essen hatte dort nach wie vor Priorität. Vater wollte zwar, dass ich nicht übergewichtig war. Aber mit Sicherheit tolerierte er nicht, dass ich untergewichtig bin, dachte ich zumindest. Ein paar Tage probierte ich aus, „Spuren“ des Essens zu hinterlassen. Ich räumte in der Küche das Brotfach aus, ließ Butter und Wurst auf dem Küchentisch stehen, damit meine Eltern glaubten, ich habe gegessen und nur nicht aufgeräumt. Leider funktionierte das nur dreimal. Mein Vater war sehr empört darüber, dass ich die Lebensmittel nicht wegräumte, nachdem ich gegessen hatte. Auch meine Behauptung, ich habe bei einer Freundin gegessen, war zwecklos. Mein Vater duldete das nicht, er legte Wert darauf, dass wir zusammen und immer zur gleichen Uhrzeit aßen. Ich setzte mich an den gemeinsamen Esstisch und stöhnte, ich habe keinen Appetit. Mein Vater meinte dazu nur: „Dann iss für den Hunger, der kommt.“ Mein letzter Versuch, zuhause nicht essen zu müssen, sah derart aus, dass ich meinen Eltern unter Tränen sagte, mir sei es nicht gut, ich sei krank. Vater schickte mich sofort ins Bett, was mir zuerst Erleichterung und Freude verschaffte. Doch kaum war ich eine Viertelstunde in meinem Zimmer, stand meine Mutter schon an meinem Bett und brachte mir eine fette Hühnerbrühe mit Reiseinlage, die ich essen musste. Ich befand mich in einer echten Zwickmühle.

Ein Zufall kam mir zu Hilfe. Bei einem Zahnarztbesuch las ich im Warteraum eine Zeitschrift, in der eine Mutter von der Essstörung ihrer Tochter berichtete. Es war eine sehr traurige Geschichte. Die Tochter hatte Anorexie und verstarb im Alter von neunzehn Jahren an den Folgen ihres Untergewichts. In diesem Artikel wurde der Unterschied zwischen Anorexie und Bulimie beschrieben. Ich las, dass betroffene Mädchen einfach nur das Gegessene erbrachen, um schlank zu bleiben, und dass Bulimie in der Regel nicht tödlich verlaufe. Ich war aufgeregt. War das die Lösung? Essen, was meinem Vater so wichtig war, und dann „raus damit"? Ich entschied in diesem Moment: Ja, das wird mein Weg. Ich musste gute Miene zum bösen Spiel machen. Das bedeutete, im Beisein meiner Eltern weiterhin die üppigen Speisen zu essen. Sobald ich aber damit fertig war, lief ich ins Bad und erbrach wieder alles. Ich war begeistert, wie einfach das umzusetzen war. Meine Eltern bemerkten nichts. Für sie war nur der leere Teller wichtig. Was ich danach tat – egal. Anfänglich erbrach ich nur abends und verlor innerhalb einer Woche etwas an Gewicht. Dies reichte mir natürlich nicht, ich wollte ja nicht nur schlank sein. Also übergab ich mich nach kurzer Zeit nach dem Frühstück. Als mir das auch nicht genügte, erbrach ich mich nach dem Mittagessen und nachmittags nach dem Stück Kuchen. Mein Gewicht sank und sank und nach vier Monaten wog ich nur noch 60 Kilogramm, hatte stolze 25 Kilogramm abgenommen. Dass es mir gesundheitlich nicht sonderlich gut ging, muss ich nicht erwähnen. Meine Periode blieb hin und wieder aus, das empfand ich sogar als angenehm. Aber meine Speiseröhre brannte ständig von dem Erbrochenen und meine Zähne begannen zu verfaulen. Die Säure aus dem Erbrochenen griff natürlich den Zahnschmelz an. Mein Magen ließ sich irgendwann nicht mehr reizen, indem ich nur den Finger in den Hals steckte. Er gewöhnte sich geradezu daran. Entleerte er sich anfänglich reflexartig, musste ich mir Dinge einfallen lassen, ihn zu stimulieren. Ich möchte gar nicht näher beschreiben, wie ich das tat. Ich fand es großartig, endlich einen Weg gefunden zu haben, schlank zu sein. Die Aufmerksamkeit der anderen Mädchen, die ich durch mein Aussehen auf mich zog, war herrlich. Endlich war ich etwas Besonderes. Endlich bezog man mich in Fragen der Mode ein, legte Wert auf eine Stellungnahme von mir, was die neuesten Klamotten anging. Ich war gefragt. Aber 60 Kilogramm zu wiegen genügten mir immer noch nicht. Heute weiß ich, dass ich ins Uferlose fiel, aber das erkannte ich damals nicht. Es war wie eine Sucht. Ich wollte noch dünner werden. Ich hörte nicht auf zu erbrechen, und nach wenigen Monaten wog ich nur noch 45 Kilogramm. Mein Kreislauf spielte ständig verrückt – aber ich war dünn. Ziel erreicht. Irgendwann bemerkten meine Eltern die Veränderung doch. Besonders mein Vater betrachtete meinen Gewichtsverlust mit Begeisterung. Einmal sagte er zu mir: „Gut, mein Kind. So gefällst du uns. Du siehst, es geht."

Ich glaube, es war das erste Mal, dass mein Vater mich lobte. Endlich tat er das, wonach ich mich so sehr sehnte. Er sprach mir seine Anerkennung aus. Das war Ansporn genug, weiterzumachen. Ich wollte doch mehr davon.

Wie und warum ich schlank wurde – danach fragten meine Eltern nicht.

Ich war neunzehn Jahre und wollte mein Abitur machen, was mir erhebliche Schwierigkeiten bereitete. Mit wenig Energie im Körper war natürlich geistig nicht viel mit mir los. Dann kam der Tag, an dem sich das Blatt wieder wenden sollte. Wir feierten an einem Samstag im August den fünfundvierzigsten Geburtstag meines Vaters. Ich hatte mir eigens für diesen Tag ein atemberaubendes Outfit gekauft, sehr zum Argwohn meines Vaters. Ein eng anliegendes, schwarzes Kleid, das mich noch zerbrechlicher aussehen ließ, als ich schon war. Ich war glücklich, dünn zu sein. Dass ich bald extrem übergewichtig werden würde, ahnte ich in diesem Moment noch nicht.

Es war ein langweiliger Tag. Wir feierten stundenlang in einem Restaurant. Es waren fast nur Kollegen, alles wichtige Leute aus dem Amt, eingeladen. Sie saßen mit sturen Gesichtern da und starrten auf ihre Teller. Ich glaube, ich bemerkte an diesem Tag zum ersten Mal, dass mein Vater sich irgendwie zum Narren machte. Er sprang eifrig zwischen den Stühlen hin und her, bediente die Leute, häufte ihnen das Essen auf den Teller, ob sie wollten oder nicht. Und immer mit dem Hinweis, dass genügend da sei, die Herren sollten doch bitte zugreifen.

Nach dem Essen lief ich wie üblich auf die Toilette, um mich zu übergeben. Heute fiel es mir nicht sonderlich schwer. Mir schlug das Theater, das mein Vater veranstaltete, auf den Magen und ich fühlte mich „zum Kotzen". Ich bemerkte nicht, dass meine Mutter mir gefolgt war und hörte, wie ich erbrach. Sie wartete vor der Toilettentür, und als ich hinaustrat, fragte sie mich voller Sorge, ob es das sei, was sie glaube. Ich fragte sie betont gleichgültig, was sie damit meine. Sie schaute mich durchdringend an und fragte, wie oft ich mich schon übergeben hätte. Ich antwortete, dass dies Zufall wäre. Der Krabbensalat sei mir nicht bekommen. Um sie abzulenken, fragte ich, ob ihr Salat auch verdorben war. Aber Mutter ließ sich nicht in die Irre führen und sagte entsetzt, dass sie jetzt wisse, dass ich magersüchtig sei. Ich warf ihr nur an den Kopf, dass sie vermutlich fantasiere. Ich setzte mich wieder an den Tisch und Mutter kam hinzu, um Vater sofort über meine angebliche Magersucht zu informieren. Er hörte erstaunt zu, schaute hin und wieder zu mir und sagte dann zu meiner Mutter, so dass ich es hören konnte: „Na und, Hauptsache, sie ist dünn und ich muss mich nicht mehr für ihr Aussehen schämen."

Obwohl ich mich vorher am Ziel glaubte, brach nun alles in mir zusammen wie ein Kartenhaus. Da saß doch tatsächlich mein Vater, sah, wie ich immer weniger und kränker wurde und erfuhr von meiner Mutter, dass ich magersüchtig sei. Und er hatte nichts Besseres zu tun als so etwas zu sagen? So viel war ich ihm wert? Ich war tief erschüttert. Nicht nur das. Hatte ich bis zu diesem Tag noch keine besonders gute Beziehung zu meinem Vater gehabt, so begann ich jetzt, ihn aus tiefstem Herzen zu hassen. Ihm war die äußere Scheinwelt wichtiger als das Glück seiner Familie. Immerhin erkannte ich das an diesem Tag. Ich vermag es heute nicht mehr zu sagen, was mich damals bewog, nicht mehr zu erbrechen. Vielleicht wollte ich mich an meinem Vater rächen für seine Aussage? Vielleicht wollte ich, dass er sich „quälte“, indem er mich anschauen und sich wieder für mich schämen musste? Was immer auch der Grund war – ich nahm wieder zu. Ich wurde sogar fett. Nach meinem Abitur, etwa ein Jahr später, hatte ich stolze 55 Kilogramm zugenommen. Mein Körper stürzte sich geradezu auf das Essen, anders kann ich mir die schnelle Gewichtszunahme nicht erklären.

Evelyne

Wie wir in Essstörungen getrieben werden

Aus psychologischer Sicht ist diese Entwicklung keine Überraschung: Marianne wurde geradezu in die Essstörung getrieben. Sie beschließt, den Erwartungen der Gesellschaft zu entsprechen, und nimmt radikal ab. Bei der Planung, wie sie dieses Mal abnehmen wird, ist es ihr egal, ob sie sich damit in Lebensgefahr begibt. In der Zeit, in der sie dünn ist, findet sie Bestätigung vom Vater – das, worauf sie lange gewartet hat. Und sie sieht sich nicht zuletzt von ihrem Umfeld bestätigt. Sie fühlt sich anerkannt, angenommen und dazugehörig. Als ihre Essstörung von der Mutter entdeckt und dem Vater berichtet wird, muss sie ein weiteres Mal erfahren, dass es dem Vater gleichgültig ist, wie es seiner Tochter geht – er akzeptiert sogar ihre schwere Essstörung. Marianne vermutet, dass es eine Art Racheakt von ihr gegenüber dem Vater war, letztlich wieder zuzunehmen. Aber dieses Mal richtig. Als wollte sie ihrem Vater damit sagen: „Für diese Verletzung, die du mir zugefügt hast, wirst du bluten. Du sollst dich schämen für mich. Sollst dich quälen wegen mir.“ Oder war es eine Verzweiflungstat, um endlich vom Vater *gesehen* zu werden? „Sieh nur, jetzt nehme ich gewaltig zu. Ich habe einen enormen Umfang. Jetzt musst du mich endlich sehen.“

An dieser Stelle möchte ich kurz den Unterschied zwischen Bulimie und Anorexie erklären (im Erscheinungsbild der Krankheit):

Anorexie

Symptome:

- *quälende Angst, dick zu werden*
- *sehr geringe Nahrungsaufnahme*
- *extremer Gewichtsverlust bis zur Abmagerung*
- *extreme körperliche Anstrengung (Sport)*
- *keine Menstruation mehr*

Die Anorexie beginnt oft in der Teenagerzeit, zumeist bei Mädchen. Sie sind in der Regel gute Schülerinnen, stechen in vielen Bereichen durch besonders gute Leistungen hervor, etwa im Sport. Sie sind in der Regel hübsch und benehmen sich tadellos. Sie haben offensichtlich keine Probleme. Fast immer beginnt ihre Krankheit mit dem Wunsch, schlank zu sein. Etwa ein Drittel der Anorektikerinnen waren übergewichtig und konnten nach erfolgreicher Diät nicht mehr damit aufhören, obwohl sie ihr Wunschgewicht schon lange erreicht hatten. Hinzu kommt der extreme Sport, der zusätzlich noch eine Menge Kalorien verbrennt. Oft findet ein Missbrauch von Abführmitteln oder sogenannten Schlankheitspillen statt. Die Betroffenen versuchen alles, um Kalorien zu sparen und nehmen in Kauf, dass sie körperlich abbauen. Das wird zur Sucht. Sie haben die totale Kontrolle über sich und finden das sehr befriedigend. Natürlich leiden sie unter ihrem Hunger, aber sie erhalten Bestätigung und Zufriedenheit. Ja, sie definieren sich über die Waage. Wiegen sie sehr wenig, haben sie den Beweis, dass sie etwas geleistet haben. Zeigt die Waage ein paar Gramm mehr an, fühlen sie sich als Versager. Sie sind sehr erfinderisch, wenn es darum geht, ihrer Umwelt ein normales Essverhalten vorzutäuschen. Sie geben an, schon bei einer Freundin gegessen zu haben, oder lassen einen benutzten Teller herumstehen, nur um zu zeigen: „Ich habe schon gegessen". Etwa 5 bis 15 Prozent der an Anorexie Erkrankten sterben an den Folgen ihrer Krankheit. Nicht nur durch Verhungern, sondern auch durch Infektionen des geschwächten

Körpers oder Selbstmord. Eine genaue Aussage ist allerdings nicht möglich. Vermutlich werden viele Todesfälle statistisch nicht als Folge der Anorexie diagnostiziert. Diese Essstörung kann über viele Jahre bestehen. Oft entwickeln diese Frauen eine Bulimie. Sie versuchen, schlank zu bleiben und erbrechen, was sie gegessen haben. Ist der Bulimie eine Anorexie vorausgegangen, bleiben sie meist untergewichtig.

Bulimie

Symptome:

- *große Angst, dick zu werden*
- *enorme Fressanfälle*
- *normales Gewicht*
- *Erbrechen und/oder Abführmittel-Missbrauch*
- *unregelmäßige Menstruation*

Die „normale Bulimie" (wenn keine Anorexie vorausging) ist eine Essstörung, von der meistens Frauen betroffen sind. Sie entsteht ungefähr im Alter von Mitte 20. Oft sind es Frauen, die als Kind übergewichtig waren. Man geht davon aus, dass etwa 3 von 100 Frauen irgendwann bulimisch werden. Bulimiepatientinnen haben ein normales Gewicht, eher etwas zu viel, trotz ihrer Essstörung. Sie erbrechen zwar das Gegessene, aber sie haben zuvor enorme Fressattacken. Sie stopfen in kürzester Zeit große Mengen meist hochkalorischer Lebensmittel in sich hinein – es können leicht 10000 Kalorien pro Fressanfall sein – in Form von Schokolade, Chips und anderem. Danach muss das Gegessene schnellstens wieder erbrochen werden, damit es nicht in den Verdauungskreis kann. Oder aber sie nehmen eine Packung Abführmittel auf einmal ein, was natürlich eine riesige Belastung für den Organismus ist. Sie kommen aus diesem Teufelskreis kaum heraus. Zum einen brauchen Sie diese Fressorgien, zum anderen müssen sie das Essen sofort wieder loswerden. Die Folgen der Bulimie können sein: Schlafstörungen, Verstopfung, Konzentrationsstörungen, Zahnfäulnis, spröde Knochen, Nierenschädigungen, Magenschmerzen, Darmentzündung und vieles mehr.

Bei beiden Krankheitsbildern fällt auf, dass es sich meist um Mädchen oder Frauen handelt, die unter gesellschaftlichem Druck oder unter dem Einfluss von Vater und/oder Mutter stehen, depressiv sind oder unter zwanghafter Selbstkontrolle leiden. Natürlich spielen die emotionalen „Nebenwirkungen der Pubertät" eine Rolle.

Kaum ein Krankheitsbild gleicht dem anderen genau, wie man am Beispiel von Marianne sieht.

Die Hintergründe, warum Marianne schnell wieder zugenommen hat, lassen sich wie folgt erklären: Unser Körper ist auf „Überleben" programmiert. Gott sei Dank. Das ist aber der Grund, warum das Abnehmen nur durch Kalorienreduktion so schwierig oder gar unmöglich ist. Wir müssen uns klar werden, dass unser Körper nur „Mangel" und „Überfluss" kennt. Nichts dazwischen. Bei einer Diät sagt er nicht: „Ich werde bestimmt bald wieder etwas zu essen bekommen." Nein. Er ist im Mangel. Die Alarmglocken läuten. Unser Körper benötigt Energie, wenn er überleben will. Selbst in völliger Ruhestellung, wenn wir im Bett liegen und nichts tun, brauchen wir Energie, um die Lebensfunktionen unseres Körpers aufrechtzuerhalten. Diese Menge an Kalorien, die unser Körper hierfür braucht, nennt man **Grundumsatz.** Darum speichert unser Körper, wenn er ausreichend Nahrung bekommt, eine Notreserve. Da Fett ein besonders guter Energielieferant ist, legt unser Körper einen Speicher an Fett an – für schlechte Zeiten. Befindet sich unser Körper dann „in Not", er bekommt keine Nahrung, dann schaltet er um. Statt Fett zu speichern, speichert er jetzt den für unser Überleben wichtigsten Stoff: Wasser. Und zwar so lange, bis z.B. die Aminosäurerezeptoren im Blut einen „Nährstoffmangel" melden. Obwohl wir dick und rund sind, sind wir nach der Logik unseres Körpers mangelernährt. Darum greift unser Körper auf seine „Notfallspeicher" zurück, um seinen Nährstoffbedarf zu decken. Aber nicht auf die Fettdepots, sondern erst einmal auf die Aminosäuren. Da er diese aber nicht für Notfälle speichern kann, muss er sich nun die Aminosäuren aus unseren Muskeln, Knochen und den Zellgewebe nehmen. Als erste Notfallmaßnahme wird Wasser eingelagert, allerdings gelangt das Wasser nicht in die Zellen wie beim Wassertrinken, sondern dieses Wasser wird um die Zellen herum zwischengelagert. Es belastet den Körper im Grunde mehr, als es ihm hilft. Das heißt, wir verlieren Muskelmasse und lagern Wasser ein. Die Folge ist: Der Grundumsatz sinkt, wir verbrauchen weniger Energie und nehmen dann schon zu, wenn wir so viel essen wie vor der Diät. Anstelle straffer Muskeln erhalten wir schlaffes Gewebe mit Wassereinlagerungen.

Um den **Teufelskreis** noch einmal zusammenzufassen:
Bei fast jeder Diät entsteht: Mangelernährung – Wassereinlagerung – Abbau der Muskulatur – Senkung des Grundumsatzes. Wir essen nach der Diät wieder „normal", verbrauchen aber weniger Energie aufgrund der abgebauten Muskelmasse. Aber der Grundumsatz bleibt noch viele Wochen lang auf dem niedrigen Level und ist leider nur mit regelmäßigem Sport zu erhöhen. Befindet sich der Körper aber nach der Diät wieder im „Überfluss", wird wieder ausreichend mit Nahrung versorgt, reagiert unser Körper mit erneutem Anlegen der Notfall-Depots, und der Kreislauf beginnt erneut, wenn Sie wieder Diät halten. Dieser Effekt ist der berüchtigte **Jo-Jo-Effekt**. Bei Marianne schlug Jo-Jo gnadenlos zu, verursacht durch ihre vielen Diäten, die sie seit ihrem zehnten Lebensjahr durchführen musste.

4. Kein Single mehr

Marianne

Durch meine körperliche und geistige Schwäche während der bulimischen Phase hatte ich eine Menge nachzuholen. Ich war eine miserable Schülerin geworden. Mir war klar, dass ich mein Abitur nicht bestehe. Doch die 13. Klasse auf normalem Weg zu wiederholen, war damals nicht möglich. Ich ging unvorbereitet in die Prüfung und tat dort rein gar nichts. Ich füllte einfach die Bogen nicht aus und fiel durch die Prüfung. Nur so konnte ich die letzte Klasse wiederholen. Für meinen Vater brach eine Welt zusammen. Seine Tochter schaffte das Abitur nicht – eine weitere Schande. Hatte er doch alle wichtigen Kollegen darüber informiert, dass ich Gymnasiallehrerin würde. Nun musste er ihnen mitteilen, dass ich noch nicht einmal das Abitur geschafft hatte. Mein Vater ließ mich seine Enttäuschung sehr hart spüren, indem er mich mit Verachtung strafte. Nach wie vor duldete er nicht, dass ich das Essen versäumte. Doch während der Mahlzeit sprach er kein Wort mit mir und schaute mich nicht an. Im Grunde war es mir egal, ich hatte auf eine besondere Art und Weise Ruhe vor ihm.

Ich wiederholte die 13. Klasse. Da ich den Stoff, den wir durchnahmen, aus dem Vorjahr kannte, lief ich zur Höchstform auf. Mit knapp einundzwanzig Jahren hatte ich endlich mein Abitur in der Tasche. Mein Vater war plötzlich wieder sehr nett zu mir, aber langsam begann ich, ihn nicht mehr ernst zu nehmen. Heute weiß ich, dass ich dies schon Jahre zuvor hätte tun sollen.

Zu gerne wollte ich Sozialpädagogik studieren, doch mein Vater war dagegen. Er befürchtete, dass ich mich dann in meinem Beruf mit sozial schwachen Menschen befasse, und das missfiel ihm sehr. Er beharrte auf einem Germanistikstudium mit dem Ziel Lehramt. Da ich immer nachgab, tat ich es jetzt auch. Hauptsache, ich durfte studieren. Es war eine gute Gelegenheit, mich von zuhause abzunabeln, und so zog ich mit Sack und Pack in das Wohnheim der Uni. Vater musste ich hierzu nicht lange überreden, er war viel zu glücklich, dass seine Tochter nun endlich Gymnasiallehrerin wurde.

Mein Studium bereitete mir nur mäßigen Spaß. Leider ging alles an mir vorbei, was vielen Menschen die Studienzeit verschönt – z.B. Partys. Durch mein Übergewicht fühlte ich mich nicht attraktiv bzw. ich hatte keine Lust, mich hübsch zu machen. Im zweiten Semester wog ich über 120 Kilogramm und mein Selbstwertgefühl war praktisch nicht mehr vorhanden. Großer Gott, denke ich jetzt manchmal: Ich wog zu diesem Zeitpunkt doppelt so viel wie heute! Ich lebte weiterhin diätisch, aß wenig Kalorien, ließ das Fett weg ... die ganze Prozedur. Ich wusste, dass die anderen über mich lachten, doch ich ignorierte es. Ich lebte mein zurückgezogenes Leben, das mir ja nicht fremd war. Die Mensa war der einzige Ort, an dem ich in Kontakt zu anderen kam. Was sich derart gestaltete, dass ich hin und wieder mit der einen oder anderen Kommilitonin redete, allerdings immer nur recht oberflächlich. Sie erzählten alle von Partys, von Jungs, von wilden Liebesnächten, von den tollsten Klamotten-Läden und den neuesten Styling-Tipps. Die Einzige, mit der ich öfter sprach, war Jenny. Sie war zweiundzwanzig Jahre, sehr zierlich und sportlich, hatte lange blonde Haare und war stets braungebrannt. Sie erzählte mir, dass sie gute Erfahrungen mit einem Eiweiß-Shake gemacht habe. Sie würde morgens sowieso nicht frühstücken, mittags in der Mensa nur einen kleinen Rohkostsalat ohne Öl zu sich nehmen und abends diesen Shake. Mein Herz klopfte wild. Einen Shake hatte ich noch nie ausprobiert. Ich ließ mir sofort den Namen geben und eilte damit in die nächste Apotheke. Dort bekam ich erst mal einen tüchtigen Schreck. Dieses Pülverchen war für eine Studentin ganz schön teuer. Aber wenn ich nur annähernd wieder aussehen würde wie das brünette Mädchen auf der Packung, welches von ihrem Freund am Strand angehimmelt wurde, dann wäre ich zufrieden. Ich setzte es sofort um. Ich aß am nächsten Morgen nichts. Mittags einen kleinen Rohkostsalat ohne Öl in der Mensa und abends trank ich den teuren Shake. Der nächste Morgen brachte mir ein Plus von 350 Gramm auf der Waage. Ich ließ mich nicht entmutigen. Das kannte ich bereits. Sobald ich meinem Körper etwas neues „anbot", stellte der sich erst mal stur. Ich beschloss, nicht mehr jeden Tag auf die Waage zu steigen, und zog diese Diät acht Wochen lang durch. Im Verhältnis zu dem, was ich sonst an Kalorien zu mir nahm, hatte ich lediglich 200 Kalorien täglich eingespart, was mir auf der Waage ein Minus von 3 Kilo einbrachte. Ich freute mich. Begeistert berichtete ich Jenny, dass ich jetzt 115 Kilo wiege, und sie rechnete aus, dass ich auf diese Art und Weise nur noch 130 Wochen durchhalten müsse, um 50 Kilo abzunehmen und normalgewichtig zu sein. Auf einen Schlag war ich frustriert. 130 Wochen immer nur den gleichen Fraß – darauf hatte ich keine Lust. Und es war mir zu teuer. Ich hörte umgehend mit dieser sinnlosen Diät auf, mit dem Ergebnis, dass ich nach drei Wochen wieder fünf Kilo drauf hatte. Ich solle es mit Galgenhumor nehmen, meinte Jenny. Ich aber war tief verzweifelt. Hörte das denn nie auf? Dass ich diese Frage noch sehr oft stellen würde, konnte ich damals nicht ahnen. Hätte ich es gewusst, ich glaube, ich hätte mich umgebracht.

Mit dreiundzwanzig Jahren lernte ich eines Tages Martin in der Mensa kennen. Er war nicht unbedingt der Schönste, aber von ihm ging eine Ruhe aus, die mir sehr gefiel. Er hatte dunkle, glatte Haare und trug eine Nickelbrille. Er war einen guten Kopf größer als ich und, was seine Figur anbelangte, eher füllig. Martin war sechs Jahre älter als ich und studierte BWL im letzten Semester. Es war bei uns beiden nicht die Liebe auf den ersten Blick – auch nicht auf den zweiten. Wir verstanden uns gut, konnten prima über Gott und die Welt reden, gingen miteinander essen – mehr nicht. Er machte keine Anstalten, mir näherzukommen oder mir seine Zuneigung zu gestehen. Ich natürlich auch nicht. Ich war eher der emotionale Analphabet geworden, so nannte mich mal eine Kommilitonin. Warum sollte ich auch meinen Mitmenschen Gefühle zeigen, wo sie doch keine für mich hatten?

Etwa nach einem halben Jahr beendete Martin sein Studium und verließ die Uni. Er bekam einen Job bei einer großen Versicherung. Wir trafen uns weiterhin, gingen gemeinsam ins Theater, ins Kino, in die Pizzeria und wurden richtig gute Freunde. Um so mehr erstaunte es mich, als Martin eines Tages um meine Hand anhielt. Ich war noch im Studium, doch das war ihm egal. Er verdiente mittlerweile sehr gut und meinte, so könnte ich in Ruhe mein Studium fortführen. Er war eigentlich eine gute Partie. Seine Eltern waren wohlhabend. Ich war einfach nur froh, dass mich ein Mann überhaupt wollte – mich, eine Dicke, die überall belächelt wurde und der Inbegriff von Unattraktivität war. Wenn ich in den Spiegel schaute, sah ich eine Frau von vierundzwanzig Jahren mit Kleidergröße 52. Mein Gesicht war zwar sehr hübsch, ich hatte große blaue Augen und sehr dichte, schulterlange blonde Haare. Aber sonst gefiel mir nichts an mir. Im Gegenteil. Sah ich in den Spiegel, was ich zwangsläufig nur morgens und abends beim Zähneputzen tat, kamen mir eher die Tränen. Und der Ekel. Wo war die Marianne, die noch vor ein paar Jahren Kleidergröße 34 trug? Gut, sie war krank und essgestört gewesen – aber schlank. Ich litt sehr unter diesem Zustand, doch ich hatte nicht mehr die Kraft, aus diesem Sumpf herauszukommen. Aber musste ich das überhaupt noch? Schließlich war da ein Mann, der mich heiraten wollte, aus welchem Grund auch immer. Ich würde versorgt sein, ein gutes, sicheres Leben führen. Und ich müsste mich nicht mehr anstrengen, hübsch zu sein. Also sagte ich „ja“. Martin hatte eine schöne, kleine Eigentumswohnung, die wir vorerst beziehen wollten. Ich hatte ihn nicht gefragt, warum er mich heiraten wollte, und ich wusste nicht, ob er mich liebte. Zumindest sagte er es mir nie. Nein, irgendwelche romantischen Gefühle spielten keine Rolle, wir sprachen über die Heirat, als wäre es für beide Seiten einfach das Vernünftigste. Kurz nach seinem Heiratsantrag zog ich bei ihm ein, froh, das Wohnheim verlassen zu können. Meine Eltern bestanden auf einer kirchlichen Hochzeit, ganz in Weiß. Nach der Tradition bedeutet das ja, dass eine Frau in Weiß heiratet, weil sie noch Jungfrau ist. Was bei mir auch stimmte. Wer zum Geier hätte mich entjungfern können, so wie ich aussah? Nun sollte ich also ein weißes Kleid für meine Hochzeit kaufen. Meine Schwester erbarmte sich und zog mit mir los. Wir hatten noch immer keine gute Beziehung, Sybille und ich. Ich konnte ihr nicht verzeihen, dass sie hübsch und schlank war und dass Vater sie vergötterte. Vielleicht musste sie aus diesem Grund die spitze Bemerkung loswerden, ob wir nicht besser ins Garten-Center fahren sollten statt ins Brautmodehaus. Auf mein erstauntes „Warum?“ antwortete sie, dass im Garten-Center gerade weiße Party-Zelte im Angebot seien. Damals verletzte mich ihre Bemerkung zutiefst. Heute muss ich darüber schmunzeln. Ich sagte zu Sybille, dass ich mich sehr wohl fühle, so wie ich bin. Meine Worte erstaunten mich selbst. Warum sagte ich das? Wollte ich mich rechtfertigen? Wollte ich besser dastehen? War es so? Fühlte ich mich wirklich wohl? Ich glaube, ich wusste es nicht, zumindest damals nicht. Heute weiß ich, dass ich mich damit selbst belog. Selbstverständlich hatte Sybille das auch durchschaut und sofort eine schlagfertige Antwort parat: „Ja, ja, ihr Dicken belügt euch immer selber.“

Aber zurück zum Kauf des Brautkleides. Der gehört normalerweise sicher zu den schönsten Momenten einer Frau – für mich bedeutete er eine Qual. Können Sie sich vorstellen, wie es ist, ein weißes Hochzeitskleid in Größe 52 auszusuchen? Erstaunlich, dass der Hochzeitsausstatter überhaupt solche Größen führte. Wir wählten ein schlichtes, langes Kleid aus Seide, mit einem gewagten Ausschnitt. Mein Dekolleté konnte sich sehen lassen, ich hatte nicht zu viel Busen und eine schöne, glatte Haut. Sie war ja gut unterfüttert – ha, ha.

Der „schönste Tag meines Lebens“ wurde dann tatsächlich sehr angenehm. Ich war glücklich. Ich war gerne bei Martin, seine Nähe tat mir gut. Vater hatte seine wichtigen Kollegen sowie den Oberstaatsanwalt Erbel mit Gemahlin eingeladen, was mir überhaupt nicht recht war.

„Das ist doch meine Hochzeit", protestierte ich. „Was haben deine Kollegen und dein Chef dort zu suchen?"

„Nun, mein liebes Kind", antwortete mein Vater, „wir als die Brauteltern zahlen die Hochzeit. Wir bestimmen, wer eingeladen wird und wer nicht."

Martin und ich waren sehr wütend darüber. Aber wir sagten nichts weiter dazu. Martin traute sich nicht, seinem zukünftigen Schwiegervater Paroli zu bieten, und ich ... Ich hatte meinem Vater noch nie widersprochen. Warum sollte ich jetzt damit beginnen? Martin hatte einige seiner vielen Freunde eingeladen und natürlich seine Familie. Mir fiel auf, dass ich nicht eine einzige Freundin hatte, die ich einladen konnte. Das stimmte mich ein wenig nachdenklich. Meine Schwiegereltern waren nette Menschen. Holger, mein Schwiegervater, war ein korpulenter Mann mit freundlichen Augen. Mein Vater mochte ihn sehr, vermutlich, weil er eine Fabrik mit 300 Angestellten hatte. Hannelore, meine Schwiegermutter, konnte ich zu diesem Zeitpunkt noch nicht richtig einschätzen. Wir respektierten uns, ja. Aber sie ließ mich oft spüren, dass sie mich als „Dicke" nicht akzeptieren konnte.

Es gibt noch einen Grund, warum mir der „schönste Tag in meinem Leben" unvergesslich bleiben wird: unsere Hochzeitsnacht. Aber nicht, weil sie schön war. Doch ich will kurz erzählen. Wir heirateten in einer kleinen Kirche in Hamburg. Als der Pastor nach der Zeremonie sagte, dass Martin mich küssen dürfe, war es tatsächlich unser erster Kuss – auf die Wange. Wir feierten in einem kleinen Restaurant mit Gartenlokal. Nach einer langen durchfeierten Sommernacht fuhren wir mit dem Taxi nach Hause. Vor der Haustür blieb Martin abwartend stehen und fragte mich mit einem Grinsen: „Soll ich dich wirklich über die Türschwelle tragen?"

Obwohl seine Worte weh taten, überspielte ich sie mit einem spöttischen Lächeln und den Worten: „Bloß nicht, ich habe so viel gegessen, du packst mich heute nicht."

Wehmütig dachte ich an die Zeit vor meinem Abitur zurück, als ich noch 45 Kilogramm wog: Dann hätte ich ein super-sexy Hochzeitskleid in Größe 34 an und mein Mann würde mich mit Leichtigkeit über die Türschwelle tragen. Und bestimmt würden wir eine wilde Hochzeitsnacht verbringen, was ich mit Kleidergröße 52 nicht erwarten konnte. Ich war noch immer Jungfrau. Martin hatte bislang noch kein körperliches Verlangen nach mir gezeigt. Und nun gingen wir auch in unserer Hochzeitsnacht wie ein altes Ehepaar erst einmal ins Bad, duschten, putzten uns die Zähne und legten uns ins Bett. Martin gab mir einen Kuss auf die Nasenspitze und sagte „Gute Nacht“. Nach einem kleinen Moment der Stille fragte ich ihn, warum er mich geheiratet habe. Es folgte wieder Stille. Nach einer Weile knipste Martin die Nachttischlampe an, drehte sich um und sah mich an. Ich fragte ihn wieder, nein, ich bettelte ihn geradezu an, mir zu antworten. Martin sagte, dass er nicht wisse, wie er es mir erklären solle. Ich fragte ihn, was er mir erklären wolle. „Na, das mit meinen Gefühlen“, antwortete er. Er sei gerne mit mir zusammen, wir würden uns doch gut verstehen. Ob das nicht ausreiche? Ich sagte ihm, dass man deswegen doch nicht heiraten würde. Ich merkte, dass Martin mir ausweichen wollte. Doch ich ließ nicht locker und fragte ihn, ob er glaube, dass man alle seine Freunde heiraten sollte, nur weil man sich gut mit ihnen verstehe. Da ließ Martin die Bombe platzen und gestand mir, dass er auch nicht der tollste Hecht sei und er sich bei mir sicher fühlen könne. Das verstand ich nicht. Was meinte er mit „sicher“? Er antwortete, dass er aufgrund meines Aussehens nicht immer Angst um mich haben müsse. In mir stieg Übelkeit auf. Das war der Grund? Doch ich bewahrte Fassung und fragte nur, ob es aus seiner Sicht eine reine Zweckheirat gewesen sei. Er bejahte das. Für ihn war das Thema damit erledigt. Er löschte das Licht und sagte nochmals leise „Gute Nacht“. Ich war tief verletzt. Hatte ich doch noch wenige Stunden zuvor gehofft, dass Martin mich heiratete – als Frau. Diese Hoffnung war nun zerstört. Ich weinte mich leise in den Schlaf. So hatte ich mir meine Hochzeitsnacht sicher nicht vorgestellt.

Wie wir mit Enttäuschungen umgehen sollten

Der fehlende Selbstwert von Marianne brachte sie dazu, einen Mann zu heiraten, der möglicherweise nicht ihr Traummann war. Sie heiratete ihn sozusagen aus Dankbarkeit. Vielleicht aber auch, um ihrer Umwelt zu zeigen: „Schaut her, ich habe einen. Einen Mann, der mich attraktiv findet." Vielleicht heiratete sie ihn, um sich von ihrem Vater zu lösen. Der hatte ein Leben lang besonders hohe Erwartungen an sie, die sie ihrer Meinung nach nie erfüllen konnte. Nun durfte sie die Erwartungen eines anderen Mannes, ihres Mannes erfüllen – und der Vater hatte nichts mehr zu sagen, sie drängte ihn damit in eine Nebenrolle. Auf jeden Fall wurde Marianne von ihrem Mann bitter enttäuscht. Alle Hoffnungen, zumindest für Martin attraktiv zu sein und um ihrer selbst Willen geliebt zu werden, brachen jäh zusammen.

Enttäuschungen begegnen uns oft im Leben. Sie sind oft nicht mehr gutzumachen, doch können wir selbst etwas tun, um mit ihnen umgehen zu lernen? Ja, wir können. Wir müssen uns erst mal „täuschen" lassen, bevor wir „enttäuscht" werden, ist es nicht so? Dann stellt sich doch die Frage: Wer täuscht uns denn? Die Antwort lautet: Wir selbst. Ja, nur wir selbst haben eine bestimmte Vorstellung, eine bestimmte Erwartung von etwas oder von jemandem. Wird sie nicht erfüllt, werden wir ein Opfer unserer eigenen Täuschung. Da wir unsere Vorstellung (in der Regel) nicht lenken können, müssen wir lernen, mit dieser Enttäuschung umzugehen. Hierzu ein paar Tipps:

TIPP 1:

Akzeptieren Sie, was passiert ist. Akzeptieren Sie, dass es nicht zu ändern ist. Lassen Sie los. Wenn Sie sich immer an die Enttäuschung erinnern, werden Sie mutlos und bekommen möglicherweise Angst vor der Zukunft.

TIPP 2:

Sehen Sie das Gute. Was haben Sie daraus gelernt? Hat sich vielleicht eine andere Möglichkeit ergeben?

TIPP 3:

Sprechen Sie die Person an. Welche Erwartung hatten Sie? Vielleicht kann diese Person das nächste Mal etwas ändern? Oder Sie ändern Ihre Erwartungshaltung?

TIPP 4:

Gibt es einen neuen Weg, wenn das alte Ziel, das mit der Erwartung verknüpft war, nicht erreicht wurde?

TIPP 5:

Analysieren Sie sich einmal. Wie wichtig war das wirklich für Sie? Lebenswichtig? Gab es keine andere Möglichkeit? Oder hat sich vielleicht sogar etwas Neues, Besseres daraus ergeben?

Noch ein Wort zu der Frage, ob sehr dicke Menschen sich selbst belügen. Ich glaube, sie belügen eher ihre Angreifer. Sie müssen sich wehren, sich rechtfertigen – ist das nicht normal in der heutigen Gesellschaft? Wo jeder perfekt sein muss und jeder jeden beobachtet oder sogar kontrolliert?

Warum Diäten nicht nur sinnlos, sondern sogar gefährlich sind

Wie die meisten diätgeschädigten Frauen macht Marianne zum wiederholten Male die bittere Erfahrung, dass nach jeder Diät das Gewicht wieder nach oben klettert. Abnehmen ist nicht schwierig, obwohl es von Mal zu Mal immer langsamer geht. Ein Eiweiß-Shake ist auch keine Lösung. Natürlich kann man ausnahmsweise mal darauf zurückgreifen, wenn sonst nichts Essbares in der Nähe ist oder einfach die Zeit fehlt, etwas zuzubereiten. Aber auf Dauer ist es sehr einseitig, schmeckt immer gleich und macht einfach keinen Spaß. Das Gewicht zu halten, wird für Marianne unmöglich. Eigentlich macht sie stets den gleichen Fehler. Sie isst außerhalb einer Diät fast genauso wie während der Diät: fettfrei, kaum Eiweiß, Light-Produkte, kalorienreduziert. Lediglich die Kalorienmenge schraubt sie während der Diät noch ein wenig mehr nach unten. Der Körper hat ständig das Gefühl zu „verhungern" und wartet sozusagen in Lauerstellung. Er lässt seine Fettdepots nicht los. Und wenn dann die Diät beendet ist und die Kalorienzufuhr wieder angehoben wird, stürzt er sich darauf und speichert alles, beispielsweise in den Fettzellen. Ein Teufelskreis, aus dem viele Menschen, die Diät machen, nicht mehr herauskommen. Deshalb meine Empfehlung an alle Leserinnen, die noch keine Diät gemacht haben oder die Töchter haben, die eine Diät planen: **Finger weg von Diäten!** Der Leserin, die in diesem Buch die ultimative Lösung sucht, kann ich nur sagen: **Fangen Sie an, wieder zu essen!** Ja, essen Sie bitte. Geben Sie Ihrem Körper das Gefühl, dass er gut versorgt wird. So kann er Vertrauen finden und muss keine Angst haben, zu verhungern.

Es gibt Therapeuten, und dazu gehöre ich auch, die den Menschen ganzheitlich sehen. Wir betrachten **Körper, Geist und Seele.** Nur wenn alle drei im Gleichgewicht sind, kann es uns gut gehen. Geben Sie Ihrem Körper, Ihrem Geist und Ihrer Seele das Gefühl, dass es ihnen gut geht – dann wird Ihr Körper das Übergewicht loslassen – nach und nach. Das soll aber kein „Freifahrtschein" sein, alles in sich hineinzustopfen, was Sie finden können. Nein! Natürlich müssen gewisse Dinge berücksichtigt werden.

Was ist gesundes und ungesundes Essen?

Im Vordergrund steht Ihre Gesundheit. Ein übergewichtiger Körper ist nicht gesund. Je stärker das Normalgewicht überschritten ist, desto schwerer muss das Herz arbeiten, denn es muss mehr Körpermasse mit Blut versorgen. Laut Statistiken erhöht sich das Risiko auf das Doppelte, einen Herzinfarkt oder Schlaganfall zu erleiden, wenn das Normalgewicht bereits um 20 Prozent überschritten ist. Außerdem besteht die Gefahr des Bluthochdrucks oder erhöhter Cholesterinwerte – das erhöht das Risiko für Herzkrankheiten zusätzlich. **Übergewicht ist ein Symptom** dafür, dass etwas nicht in Ordnung ist. Versuchen Sie zuerst, mit gesundem Essen eine Regulation herbeizuführen. Was gesundes Essen bedeutet, ist sehr individuell und hat mit der unterschiedlichen Verstoffwechslung (siehe ab Seite 159) zu tun. Dennoch gibt es gewisse Grundregeln, was zu *gesundem* und *ungesundem* Essen gehört.

Zu *gesundem Essen* zähle ich alle natürlichen Lebensmittel von hoher Qualität, die nicht industriell verarbeitet wurden: hochwertiges Fleisch, Fisch, vollreifes Obst und Gemüse, gute Fette (siehe unten).

Zu *ungesundem Ess*en gehört alles, was industriell verändert wird: Fast-Food, mit Süßstoff versetzte Lebensmittel, überzuckerte Lebensmittel, Lebensmittel mit Zusatzstoffen wie Aromen, Glutamat und so weiter (siehe *Kleiner Leitfaden für eine gesunde Ernährung im Überblick,* Seite 167).

Was sind **gute bzw. gesunde Fette**? Zunächst: Unser Körper benötigt sie zur Aufnahme der fettlöslichen Vitamine A, D, E und K. Sie sorgen zudem für ein natürliches Sättigungsgefühl, bilden die am stärksten konzentrierte Speicherungsform von Energie. Außerdem sind sie für die Funktion von Hormonen und Enzymen unerlässlich. Gesunde Fette verringern Schwankungen im Blutzuckerspiegel. Sie werden während des Herstellungsprozesses äußerst schonend behandelt. Bei Oliven- oder Kürbiskernöl zum Beispiel geschieht das Entsteinen und Pressen der Kerne manuell, außerdem wird das Öl kalt gepresst und niemals Temperaturen ausgesetzt, die den empfindlichen Inhaltsstoffen schaden.

Ungesunde Fette werden industriell hergestellt. Sie werden massiv ver- und bearbeitet, damit sie möglichst billig und mit langer Haltbarkeit angeboten werden können. Nüsse und Kerne aus Ölen werden mithilfe chemischer Lösungsmittel gepresst. Öle werden entwachst, mit aggressiven Stoffen raffiniert und gebleicht. Chemische Konservierungsstoffe werden zugegeben und gehärtet. Was dann noch übrig bleibt, ist für den Körper nicht nur wertlos, sondern auch schädlich. Meiden Sie daher bitte alle gehärteten oder teilweise gehärteten Fette, alle raffinierten Öle, alle geruchlosen Öle und Fette (gutes Öl „duftet“ nach Sonnenblumen, Oliven usw.), alle überhitzten Fette, ranzige Fette, Margarine und alle Öle in Plastikflaschen.

Warum wir den richtigen Umgang mit uns selbst wieder lernen müssen

An dieser Stelle ist es wichtig, auch den Umgang mit uns selbst unter die Lupe zu nehmen. Behandeln wir uns hin und wieder nicht sehr einseitig, nachlässig oder ignorant? Ich möchte mal den Vergleich mit dem Auto anstellen. Unser Auto wird gehegt und gepflegt. Es wird gewaschen, getrocknet, poliert, wir fahren es regelmäßig zur Inspektion, präventiv natürlich. Doch was tun wir für unseren Körper? Wir bezahlen, ohne mit der Wimper zu zucken, zwanzig Euro für einen Liter Motoröl (was kostet Ihr Öl im Küchenschrank?), denn der Motor soll nicht kaputt gehen. Wenn am Auto etwas defekt ist, wird es ausgebaut oder ausgetauscht – unser Auto muss funktionieren. Wir kaufen die besten Reifen, damit es sicher fährt. Und brennt ein Lämpchen auf dem Armaturenbrett, das zeigt, dass irgendetwas nicht in Ordnung ist, fahren wir sofort in die Werkstatt. Wir würden das Lämpchen nicht brennen lassen oder ein Pflaster auf das Lämpchen kleben, damit es nicht mehr zu sehen ist. Mit unserem Körper gehen wir aber genauso um. Sind wir krank, wird das Symptom behandelt: eine Schmerztablette verabreicht, eine Schmerzspritze vielleicht. Aber wird die wahre Ursache behandelt? Nein, die Ursache ist immer noch da und kommt wieder ... in Form eines anderen Symptoms. Und was ist mit der Pflege Ihres Körpers? Pflegen Sie ihn genauso? Kaufen Sie teures Speiseöl? Kaufen Sie das beste Benzin (Essen) für sich? Reagieren Sie sofort, wenn das „Lämpchen“ auf der Armatur brennt, das heißt, wenn ein Symptom erscheint?

Darüber müssen wir nachdenken: **Was tun wir wirklich Gutes für uns, für unseren Körper?**

5. Endlich schwanger

Marianne

1994 studierte ich noch. Meine Ehe mit Martin war natürlich nicht sehr spektakulär. Wir lebten eher wie gute Freunde, aber nicht nebeneinander, sondern durchaus miteinander. Martin ging morgens aus dem Haus, kam gegen siebzehn Uhr wieder, und ich kümmerte mich neben meinem Studium um unsere Wohnung. Eines Morgens beschloss ich zum zigsten Mal, endlich wieder etwas gegen mein Übergewicht zu tun. Ich teilte Martin mit, dass ich mich zu einer Ernährungsberatung anmelden werde, Diäten habe ich genug hinter mir. Jetzt helfe nur noch eine Ernährungsberatung. Wo der Unterschied liege, fragte mich Martin ahnungslos. Das konnte ich ihm gar nicht so genau sagen, ich hatte für mich nur das Gefühl, den einzigen Ausweg aus meiner Misere gefunden zu haben. Da ich aber nicht wusste, wo es eine Ernährungsberatung gab, meinte Martin: „Surf doch."

„Sö ... was?", den Begriff kannte ich nicht. Martin warf mir vor, mich mit der modernen Kommunikation, zum Beispiel mit dem Internet, nicht genügend auseinanderzusetzen. „Wenn man sich durch das Internet bewegt, nennt man das Surfen", erklärte er mir. Das Internet werde mir zeigen, wo es welche Ernährungsberater gebe. Ich tat so, als würde ich verstehen, was Martin mir da sagte. Am Abend setzte sich Martin mit mir an seinen Computer, obwohl er von meiner Idee, abzunehmen, nicht begeistert war. Ich bildete mir ein, dass er meine Rundungen mochte. Dass es einen anderen Grund hatte, erfuhr ich erst sehr viel später auf schmerzhafte Art und Weise. Er gab bestimmte Suchbegriffe ein, und wir wurden geradezu „zugeschmissen" mit Anbietern. Wahnsinn, was zu dem Zeitpunkt schon alles möglich war. Alle versprachen mir „Essen ohne Reue" oder „Essen ohne Diät und Hunger" und „Abnehmen ohne Jo-Jo-Effekt". Ach, das gab es? Ich kannte Abnehmen bislang nur *mit* Jo-Jo-Effekt. Dachte ich an meine Diäten zurück, die mir mein Vater aufgezwungen hatte: Jo-Jo meldete sich immer als Erstes. Jetzt las ich im Internet, dass Abnehmen ohne Jo-Jo möglich war. Doch welches Angebot sollte ich annehmen? Sollte ich überhaupt eines annehmen? Im Grunde aß ich mehr oder weniger vernünftig, immer bedacht, wenig Kalorien sowie wenig Fett und Eiweiß zu essen. Doch dass es ohne Jo-Jo funktionieren sollte, das interessierte mich brennend. Ich entschied mich für eine Gruppe abnehmfreudiger Frauen. Es sollte ein Treffen in den nächsten Tagen stattfinden, bei dem man unter fachkundiger Leitung abnehmen könnte. Das klang gut. Abnehmen mit Gleichgesinnten – warum nicht? Martin fand die Idee nach wie vor nicht gut. Er hatte allerdings die Hoffnung, dass ich dort vielleicht endlich eine Freundin finde.

Drei Tage später fuhr ich abends zu diesem Treffen. Es fand in einem Privathaus statt, elf Frauen kamen. Einige waren in meinem Alter, aber auch etwas ältere Damen um die Sechzig waren anwesend. Aber eines hatten wir alle gemeinsam: wir waren alle fett. Nachdem wir von der Gruppenleiterin, Kleidergröße 36, herzlich begrüßt wurden, stellten wir uns in lockerer Runde vor. Jede Frau durfte erzählen, wie sie zu ihrem Übergewicht kam. Ich staunte nicht schlecht, allen erging es ähnlich wie mir. Sie machten Diät, aßen dann wieder „normal", und es dauerte nicht lange, bis sie ihr ursprüngliches Gewicht wieder hatten. Oder noch etwas mehr. Der gute Jo-Jo-Effekt. Dann wurden wir alle, ob wir wollten oder nicht, auf die Waage gestellt, damit unser Startgewicht festgehalten werden konnte. Jede Frau musste ihr Zielgewicht angeben. Mein Startgewicht lag bei – oh weh – 127 Kilogramm. Als ich mitteilte, ich wolle von meinem jetzigen Gewicht wieder auf 45 Kilogramm kommen, lachten alle.

„Warum lacht ihr?", fragte ich trotzig. „Das habe ich noch vor nicht langer Zeit gewogen."

„Es ist toll, dass Sie ein Ziel haben", lenkte die Gruppenleiterin ein, „aber es sollte realistisch sein."

Das konnte ja heiter werden. Ich wollte aber abwarten, was passiert. Uns wurde erklärt, dass wir uns ab sofort jeden Montagabend treffen und gleich gewogen werden. Wenn wir viel abnehmen würden, bekämen wir Bonuspunkte. Wenn wir nur wenig abnehmen würden, sei das nicht gut, dann hätten wir versagt. Das gefiel mir nicht. War ich ein Stück Vieh, das ab sofort jeden Montagabend bewertet werden sollte? Als nächstes mussten wir Produkte kaufen: Lebensmittelwaage, Maßbänder, Nahrungsergänzungsmittel und pflegende Körperöle, um der Hautschlaffheit entgegen zu wirken. Ich durfte ab sofort nur 1000 Kalorien täglich zu mir nehmen, die allerdings in Punkte umgewandelt wurden. Ich durfte es aber einteilen. Wenn ich an einem Tag nicht alle Punkte aß, konnte ich die restlichen am Wochenende in Form von Pizza essen. War unlogisch, aber herrlich. Heute weiß ich, dass der Körper nach jeder Mahlzeit verstoffwechselt und nicht nur am Wochenende. Doch ich hungerte damals fast täglich, um am Wochenende im Futter-Paradies zu schwelgen. Ich sollte mindestens fünf Mahlzeiten täglich zu mir nehmen, da hätte der Magen ständig etwas zu tun und keine Probleme mit Hunger und Heißhungerattacken. Natürlich Fett und Eiweiß meiden, lieber auf Kohlenhydrate zurückgreifen, da in diesen kaum Fett und Eiweiß enthalten seien.

Am nächsten Montagabend wurde ich, das Vieh, gewogen und bekam keinen Bonuspunkt, weil ich nur 200 Gramm abgenommen hatte. Meine Sitznachbarin Heike bekam ebenfalls keinen Bonuspunkt: auch sie hatte „versagt". Ärgerlich murmelte sie mir zu, dass sie eine Idee habe, wie wir es das nächste Mal machen würden. Und ob wir nachher noch einen Wein zusammen trinken würden. Ich sagte erfreut zu. Wir ließen den Rest des Abend über uns ergehen und trafen uns danach vor der Haustür unserer Gruppenleiterin. Heike fragte in die Runde, ob noch jemand mitkäme. Es gab großen Protest. Niemand wollte sich uns anschließen. Wein habe doch so viele Punkte.

„Ach, egal", rief Heike übermütig, „warum soll ich die Kalorien essen, wenn ich sie trinken kann?“, hakte sich bei mir unter und lief mit mir zum Parkplatz. Wir beschlossen, uns im Bistro neben dem Theater zu treffen. Als ich dort ankam, wusste ich nicht, wie ich mich verhalten sollte. Konnte ich einfach alleine in ein Bistro gehen? So etwas hatte ich noch nie getan, ich hatte mich einfach nicht getraut. Doch die Entscheidung wurde mir abgenommen. Heike kam um die Ecke gelaufen und rief mir zu, dass sie vor Hunger sterbe. Irgendwie gefiel mir ihre Art. Sie schien fröhlich und frei zu sein. Wir nahmen an einem hübschen Tisch direkt am Fenster Platz und ließen uns gleich die Speisekarte geben, nicht ohne uns vorher einen Viertelliter Rotwein zu bestellen. Ich begann das Gespräch mit der Frage, was sie vorhin mit der Andeutung meinte, dass wir es nächste Woche anders machen würden. Ihre Idee war, vor dem Wiegen einen Liter, oder besser zwei, Wasser zu trinken, dann werde sie entsprechend mehr wiegen. Beim übernächsten Mal dann werde sie Stunden vorher nichts mehr trinken und auf der Waage an Gewicht verlieren. Ich konnte über diese Taktik nur den Kopf schütteln, das war doch Betrug an sich selbst. Das sagte ich ihr auch. Aber Heike antwortete nur, dass es doch nur um die blöden Punkte gehe und nicht um uns. Da könnte sie recht haben, dachte ich mir. Wir verbrachten einen schönen Abend mit leckerer Pizza und nur einem Glas Rotwein, denn wir mussten beide noch fahren. Ich hatte vergessen, Martin anzurufen und ihm zu sagen, dass ich später komme. Doch als ich nach Hause kam, saß er vor seinem Computer und hob noch nicht einmal den Kopf, als ich ihn begrüßte.

Ab diesem Abend hielt ich mich strikt an meine Diät. Der Erfolg war allerdings nur mäßig. Ich wurde nie richtig satt, hatte immer großen Heißhunger auf Süßes, und nach drei Monaten hatte ich drei Kilogramm abgenommen. Ich hatte keine Ahnung, warum ich nicht mehr abnahm. Um es kurz zu machen: Ich hatte die Nase voll. Ständig Hunger, jede Woche die Prozedur des öffentlichen Wiegens, die ich irgendwie erniedrigend fand, und dennoch kaum

Gewichtsverlust. Doch halt. Etwas hatte ich gewonnen. Eine tolle Freundin: Heike. Seit dem Abend in der Pizzeria verstanden wir uns prächtig. Es machte mich sehr glücklich, endlich einen Menschen zu haben, mit dem ich mich austauschen konnte. Ich stand irgendwie nicht mehr so alleine da. Ihre Probleme ähnelten den meinen sehr. Sie hatte von Jungend an Diäten gemacht, immer wenig gegessen und schon etliche Male den Jo-Jo-Effekt erlebt. Ihr Mann hieß lustigerweise Heiko und war noch dicker als Heike. Sie brachte stolze 112 Kilogramm auf die Waage, Heiko war mit 140 Kilogramm „besser", wie er sagte. Heiko hatte an der selben Uni studiert wie ich; Mathematik und Physik auf Lehramt. Ich kannte ihn nur sehr flüchtig, und umso netter fand ich es, als Heike und Heiko meinen Mann und mich eines Abends zum Essen einluden. Wir wollten den Abbruch unserer Diät feiern. Bei der Begrüßung merkten wir vier, dass die „Chemie" stimmte und es ein lustiger Abend werden konnte. Als wir mit Sekt auf unsere erste Begegnung anstießen, fragte ich Heiko neugierig, an welcher Schule er angestellt sei. Ich erinnere mich gut an sein finsteres Gesicht, als er antwortete, dass er zwar an einer Schule angestellt sei, aber nicht verbeamtet werden könne. Das erstaunte mich, und Heiko erklärte mir, dass er aufgrund seines BMI von über 30 nicht Beamter werden konnte. Martin hatte natürlich keine Ahnung vom BMI und ich erklärte ihm, dass es sich um den Body-Maß-Index handele. „Aha, und was ist der Body-Maß-Index?", bohrte Martin nach. „Eine Art der Messung, die dir sagt, wie fett du bist", sagte ich und merkte, dass ich ziemlich wenig darüber wusste. Heiko mischte sich wieder ein und erklärte, dass der BMI das Verhältnis zwischen Körpergewicht und Körpergröße beschreibe. Martin fragte, warum das so wichtig sei. Heiko erzählte ihm, dass Krankenkassen, Fitnessstudios und viele Institutionen danach fragten. Als Beispiel erklärte er seinen eigenen BMI: Er sei 1,89 Meter groß und wiege „zarte" 140 Kilogramm. Der BMI errechne sich aus einer bestimmten Formel (Körpergewicht in Kilogramm geteilt durch Körpergröße in Metern zum Quadrat). Somit habe er einen BMI von fast 40.

Damit falle er durch das Raster und bekomme keinen Job als Beamter. Ich war entsetzt. Damit sagte er ja auch, dass es egal ist, wie es mit seiner Menschlichkeit oder seiner Intelligenz aussieht – Hauptsache, er ist schlank. Na, da konnte ich mich auf was gefasst machen. Ich würde auch nie Beamtin werden. Ich fragte, warum mir das keiner gesagt hatte. Darauf wusste Heiko keine Antwort. In mir brach eine Welt zusammen. Nun saß ich hier, um den Abbruch meiner tausendsten Diät zu feiern, und erfuhr, dass ich weitermachen musste, wenn ich Beamtin werden wollte. Das Ganze noch mal – alles von vorne. Wie schrecklich. An diesem Abend beschloss ich, meinen Frust in Sekt zu ertränken. Meine Freundin Heike war begeistert und machte mit. Wenigstens konnten wir für ein paar Stunden alles vergessen und den ganzen Diät-Quatsch loslassen.

Nach vielen fröhlichen Stunden fuhren Martin und ich mit dem Taxi nach Hause. Es war die Nacht, in der mich Martin „entjungferte“ – ein bedeutender Moment im Leben einer Frau: Doch konnte ich mich danach nicht mehr daran erinnern. Wir schliefen nicht aus Verlangen nach dem Partner miteinander – nein. Wir waren schlicht und einfach nur betrunken.

Diese eine Nacht hatte Folgen. Meine Periode blieb aus und ich kaufte mir einen Schwangerschaftstest. Ich war sehr aufgeregt. Der Test war eindeutig: Ich war schwanger. Ich machte einen Termin bei meiner Frauenärztin, um Gewissheit zu haben. Im Warteraum fand ich allerlei Zeitschriften und Informationen rund um das Thema „Schwangerschaft“, und insgeheim hoffte ich, dass mein Schwangerschaftstest recht behielt. Noch nie hatte ich mir im Leben Gedanken darüber gemacht, ein Kind zu bekommen. Frau Dr. Montag begrüßte mich freundlich, nicht ohne einen prüfenden Blick auf meine Rundungen zu werfen. Das konnte ja heiter werden. Sie kritisierte, dass ich vier Jahre lang nicht mehr in ihrer Praxis war, und fragte mich, ob ich stark zugenommen habe. Auf diese Frage war ich nicht gefasst, und so erklärte ich ihr stockend, dass es besondere Umstände gegeben habe. Aber dass ich nicht wegen meines Gewichts in ihrer Praxis sei, sondern wegen meiner Vermutung, schwanger zu sein. Wenn ich glaubte, dass Frau Dr. Montag jetzt erfreut gewesen wäre, so hatte ich mich tüchtig geirrt. Besorgt schaute sie mich an und sagte nur, dass sie mich jetzt untersuchen werde, und wenn meine Vermutung stimme, wir sehr vorsichtig sein müssten.

„Wie – vorsichtig?“ Ich verstand nur Bahnhof.

„Eine Schwangerschaft bei Ihrem Übergewicht stellt oft ein Risiko dar“, antwortete sie trocken. Das saß, aber ich schwieg. Sie fragte mich nach meinem momentanen Gewicht. Ich nannte ihr 127 Kilo, die ich zumindest noch vor meiner Diät gewogen hatte. Danach hätte ich drei Kilogramm abgenommen, aber die wären bestimmt wieder drauf. So ginge das immer.

„Ja, ja, Jo-Jo“, witzelte Frau Dr. Montag. Ich konnte nicht lachen. Aber sie wollte es genau wissen und ich sollte mich auf ihre Waage stellen. Glaubte sie mir nicht? Wir gingen in den Untersuchungsraum, und ich zog meine Kleidung aus. Barfuß stieg ich auf die Waage. Der Zeiger blieb bei 135 Kilogramm stehen. Ich schnappte nach Luft. Ich hatte also in den drei Monaten nach der Diät stolze acht Kilogramm zugenommen. An meiner Kleidung hatte ich es nicht bemerkt, da ich immer nur weit flatternde Klamotten mit Gummizug trug. Es war ein Schock. Frau Dr. Montag seufzte und sagte: „Oh weh. Das wird ja immer mehr ...“ Dann untersuchte sie mich sehr sorgfältig. Als ich anschließend wieder in ihrem Besprechungszimmer saß, wusste ich immer noch nichts. Ich war innerlich so aufgewühlt. Hoffentlich ...

„Ich kann Ihnen gratulieren. Sie sind in der Tat in anderen Umständen.“ Ein Lächeln zeigte sich auf ihrem hübschen Gesicht. Ich war in der 14. Schwangerschaftswoche, der errechnete Geburtstermin war am 15. Mai nächsten Jahres. Ich war überglücklich. Ich war wirklich schwanger! Aber sie schaffte es, meine Freude gleich wieder im Keim zu ersticken, indem sie mit Nachdruck sagte, mein Gewicht im Auge behalten zu müssen. Ich fragte, ob ich wieder

Diät machen müsse. Sie sagte mir, dass eine Diät während der Schwangerschaft nicht gut für das Ungeborene sei, da es möglicherweise mangelernährt werden könnte. Aber ich müsse aufpassen, dass ich nicht über die Maßen zunehme. Schade, eigentlich hatte sich in mir das Bild aufgetan, endlich essen zu dürfen, was ich wollte. Nach Lust und Laune. Alles durcheinander – so wie es Schwangere taten. In der Schwangerschaft war das legal. Und jetzt sollte ich aufpassen? „Wie sieht das Aufpassen aus?", fragte ich kleinlaut. Sie empfahl mir, viel vollreifes Obst und Gemüse, Vollkornprodukte, wenig Fett und wenig Eiweiß zu essen. Da dies meiner Ernährung seit vielen Jahren entsprach und ich daher genau wusste, dass es nicht funktionierte und mein Gewicht dennoch immer weiter stieg, sagte ich ihr das.

„Dann essen Sie zu viel davon", beharrte Frau Dr. Montag.

„Ja, aber wenn ich weniger davon esse, mache ich doch schon wieder eine Diät, oder?" Jetzt verstand ich nichts mehr. Frau Dr. Montag wusste offensichtlich auch nicht weiter und empfahl mir einfach, eine Ernährungsberaterin aufzusuchen. Sie glaubte mir nicht, dass ich vernünftig aß. Kein Wunder – ich sah schließlich nicht so aus. Zu oft schon hatte ich von meinen Mitmenschen gehört, dass ich mich wohl nicht beherrschen könne, weil ich so fett sei. In diesem Moment fasste ich einen Entschluss, und es war sicher das erste Mal in meinem Leben, dass ich mich einer Anordnung einer Respektsperson nicht unterwarf.

„Nein", sagte ich bestimmt. „Ich werde versuchen, mein Gewicht im Rahmen zu halten. Aber mehr nicht. Ich werde mich nicht über die Maßen hinaus stressen."

Frau Dr. Montag schaute mich entgeistert an. Sie war es sicher nicht gewohnt, dass man ihr widersprach. Doch sie sagte nur leise: „Gut, ich übernehme dann keine Verantwortung."

„Übernehmen Sie Verantwortung, wenn ich mich an Ihre Anweisung halte?" Ich zitterte, denn so sprach ich normalerweise nicht mit Menschen, die mir überlegen waren.

„Ich glaube, es ist besser, wenn Sie jetzt gehen. Ich bin als Ihre

Ärztin für Sie da, alles Weitere geht mich nichts an. Auf Wiedersehen.“ Freundlich, aber bestimmt gab sie mir die Hand.

Erleichtert verließ ich ihre Praxis und versuchte, das unangenehme Gespräch zu vergessen, was mir allerdings bis heute nicht gelungen ist, so sehr hatte es mich aufgewühlt. Dennoch versuchte ich es für den Moment, schließlich gab es heute etwas zu feiern. Ich freute mich schon sehr darauf, Martin die „frohe Botschaft“ zu überbringen. Ich war gespannt, wie er reagierte. Wir hatten über die Kinderfrage noch nie gesprochen. Wie sollten wir auch. Wir hatten erst einmal Sex miteinander gehabt und prompt war ich schwanger geworden. Irgendwie wurde mir mulmig zumute. Was, wenn er sich nicht freute? Wenn er schimpfte? Wir waren beide daran „beteiligt“ gewesen, er konnte mir nicht allein die Schuld in die Schuhe schieben.

Den Abend, an dem ich Martin die „frohe Botschaft“ übermitteln wollte, werde ich wohl nie vergessen – wie so vieles. Ich stellte mir vor, dass ich Martin meine Schwangerschaft mitteilte und wir uns danach voller Glück und Dankbarkeit in die Arme sinken und uns auf die Zukunft freuen würden. Ich erwartete Martin mit seinem Lieblingsgericht – selbstgemachte Lasagne. Den Tisch hatte ich sehr festlich mit Kerzen gedeckt. Es war romantisch und ich wünschte mir nichts sehnlicher, als dass Martin positiv auf meine Botschaft reagierte. Als er von der Arbeit nach Hause kam, begrüßte er mich mit einem flüchtigen Kuss auf die Wange. Ich bat ihn, sich zu setzen, und teilte ihm mit, dass ich eine Überraschung für ihn habe. Martin wusch sich rasch die Hände und setzte sich andächtig an den Tisch. Er fragte mich, was passiert sei, doch ich schlug vor, erst ein Glas Champagner zu trinken. Martin schien beeindruckt und glaubte wohl, dass etwas Gewaltiges geschehen sein musste. Ich schenkte Champagner in die Kristallkelche und wir stießen an. Ich nippte nur an meinem Champagner. Ich wollte in der Schwangerschaft keinen Alkohol trinken. Er fragte mich, worauf wir anstießen.

„Darauf, dass wir ein Kind bekommen", ließ ich die Bombe platzen. Martin verschluckte sich prompt.

„Wir bekommen ein Kind? Von wem?" Mein Gott, das war nicht gerade sehr geistreich. Ich musste lachen.

„Martin. Wir bekommen ein Kind. Hast du schon vergessen, dass wir vor ein paar Monaten miteinander geschlafen haben?"

„Und von einem Mal wird man gleich schwanger?", fragte Martin entgeistert und leerte das Glas Champagner in einem Zug.

„Man nicht, aber ich", entgegnete ich und sah ihn an. Ich fragte ihn, ob er sich freue. Martin goss sich Champagner nach und musste erst mal darüber nachdenken. Damit habe er nicht gerechnet. „Freuen?", wiederholte er. „Also ... tatsächlich ... Ich glaube ... Ja, ich glaube, ich freue mich irgendwie", stotterte er.

Das reichte. Ich flog ihm entgegen und drückte und küsste ihn. Martin war das sehr unangenehm, ich spürte es, ging aber darüber hinweg. Ich sagte ihm, dass ich mich auch auf das Kind freue. Oder auf die Kinder. Worauf er mich entsetzt anstarrte und mich fragte, wie ich auf „Kinder" käme. Ich beruhigte ihn sofort wieder. Das sei nur Spaß gewesen, ich wäre definitiv nur mit einem Kind schwanger. Nach dem dritten Glas Champagner hatte er sich etwas beruhigt und begann nachzudenken – ganz Martin, ganz rational. Auf lange Sicht wäre unsere Wohnung zu klein. Martin sagte mir, dass er schon länger überlege, ein eigenes Haus zu kaufen. Irgendwie war ich traurig. Martin begann sofort, alles zu organisieren und zu planen. Aber er fragte nicht, wie es mir ging oder ob alles in Ordnung sei. Er fragte nicht, wann der erwartete Geburtstermin sei. Das schien ihn nicht zu interessieren, und erst Jahre später sollte ich es richtig begreifen. Dass meine Schwangerschaft ein „Versehen" war und wir kein normales Paar waren, das voller Erwartung der Geburt ihres Kindes entgegensah. Ich erzählte Martin keine Details. Da ich wusste, dass er gegen meine Diäten war, wollte ich ihn aber ein wenig ärgern und sagte ihm, dass meine Ärztin mich zu fett fand.

„Ach, echt?" Martin tat harmlos.

„Findest du denn, dass ich zu fett bin?“

„Ja.“

Ich weiß nicht, was ich erwartet hatte, jedenfalls nicht so eine direkte Antwort. Martin hatte natürlich recht. Aber konnte er das nicht anders „verpacken“? Ich sagte ihm, dass ich aufpassen wollte, nicht zu viel zuzunehmen. Nach der Schwangerschaft würde ich wieder Diät machen. Martin sagte, dass ich das aber nicht für ihn tun müsse, es sei in Ordnung, wenn ich dick bin. Ich dummes Schaf nahm das einfach so hin, ich wehrte mich nicht. Auch diese Aussage sollte ich erst Jahre später begreifen. Um vom Thema abzulenken, fragte ich Martin, wie er das mit dem Haus gemeint habe. Er erzählte mir, dass er vor einigen Wochen unten an der Elbe ein neues Projekt gesehen habe, das dort gerade entstehe. Es handele sich um hübsche Doppelhaushälften mit Garten, ruhig, aber zentral. Die Lage sei sehr günstig, erst recht jetzt, wenn wir Nachwuchs erwarten würden. Ich fragte ihn, ob wir genügend Geld für ein solches Haus hätten, und mir wurde bewusst, dass ich noch nicht einmal über unsere Finanzen den Überblick hatte. Was wusste ich überhaupt? Martin beruhigte mich, er habe genügend Geld von seinen Eltern, und wenn es nicht reiche, werde er einen kleinen Kredit aufnehmen. Das sollte kein Problem sein, schließlich verdiene er gut. Mir war das alles sehr recht, denn unsere Wohnung war wirklich klein. Es gab nicht einen einzigen Ort, außer dem Klo, an dem ich mich mal zurückziehen und für mich alleine sein konnte. Aber ich wollte unbedingt ein bezugsfertiges Haus. Ich wusste nicht, wie lange ich noch beweglich war. Alleine der Umzug konnte schon eine Last für mich sein. Nachdem Martin mit dem Makler einen Besichtigungstermin für den übernächsten Tag vereinbart hatte, widmeten wir uns endlich unserer leckeren Lasagne. Ich aß sie mit Genuss. Frau Dr. Montag hin oder her. Ich war schwanger und musste essen. Ich war wild entschlossen, es mir gut gehen zu lassen – doch in Maßen, schließlich ging es um unser Kind.

Am nächsten Morgen traf ich mich mit Heike. Wir frühstückten in unserem Lieblingscafé, und ich konnte es kaum erwarten, bis Heike saß und ich ihr die gute Nachricht übermitteln konnte. „Heike, stell' dir vor: Ich bin schwanger!" Heike schaute mich mit großen Augen an und strahlte sofort. Sie sprang auf und umarmte mich. Sie freute sich ehrlich, so wie ich es auch von Martin erwartet hätte. Sie war völlig aus dem Häuschen.

„Wie soll es heißen? Darf ich Taufpatin werden? Wird es ein Junge oder ein Mädchen?"

Lachend bremste ich Heike. Wir hatten noch keinen Namen, denn ich war ja erst im vierten Monat und wusste noch nicht, ob es ein Junge oder ein Mädchen wurde. Doch ich wollte sehr gerne, dass Heike die Patin wurde, sie war meine (einzige) Freundin. Wir verbrachten den ganzen Vormittag in diesem Café. Wir hatten so viel zu bereden. Irgendwann fragte Heike nach meinem Studium. Entgeistert starrte ich Heike an. „Wie, mein Studium? Was soll mit meinem Studium sein?" Heike fragte mich, ob es noch Sinn mache, weiter zu studieren. Die Aussichten, eine Anstellung zu finden, seien trübe – wegen meines Übergewichts. Außerdem würde ich doch sicherlich viel lieber zuhause bleiben und Mutter sein? Ich überlegte. Vermutlich hatte sie recht. Seit ich von diesem dämlichen BMI-Theater wusste, hatte ich immer weniger Lust, zur Uni zu gehen. Ich wollte am gleichen Abend mit Martin darüber reden. Er musste schließlich einverstanden sein.

Gesagt, getan. Ich fragte Martin beim Abendbrot, was er von dieser Idee hielt. Im Grunde war ich mir sicher, dass er protestierte. Es ging darum, später ein zweites Gehalt im Haushalt zu haben. Aber seltsamerweise war Martin sofort einverstanden. Erst Jahre später verstand ich, warum.

Tags darauf trafen wir um fünfzehn Uhr den Makler, der uns das Haus zeigen sollte. Von Anfang an war ich begeistert. Die Doppelhaushälfte war zweistöckig und hatte insgesamt 130 Quadratmeter Wohnfläche. Die Räume waren groß und lichtdurchflutet, und in fast jedem Zimmer gab es bodentiefe Fenster. Die Küche war offen mit einem anschließenden Essbereich. Ging man um die Ecke, schloss sich gleich das große Wohnzimmer an. Es war im Grunde nur ein einziger Raum in L-Form. Martin hatte Bedenken, dass es mit einer offenen Küche ständig nach Essen rieche. Ich fand das nicht schlimm, Essen riecht doch gut. Im zweiten Stock befanden sich drei Zimmer, ein großes Bad mit Dusche und Badewanne sowie ein separates WC. Als wir alles besichtigt hatten, führte uns der freundliche Makler noch über die Terrasse in den Garten. Er war 1000 Quadratmeter groß und bot viel Platz zum Spielen für unser Kind. Wir kauften das Haus. Ab diesem Zeitpunkt gab es hunderttausend Dinge zu erledigen. Die Wochen vergingen schnell. Es war März geworden, der Tag des Umzugs war gekommen. Ich war bereits rund wie eine Kugel, konnte mich kaum bewegen, was natürlich in erster Linie mit meinem Übergewicht zu tun hatte. Wir hatten eine Umzugsfirma beauftragt, die in Windeseile alle Kisten in unser neues Haus transportiert hatte. Ich war Martin sehr dankbar, dass ich mich nicht um diese Dinge kümmern musste. Wir hatten uns für neue Möbel entschieden, denn die alte Wohnung vermieteten wir möbliert. Martin überließ es mir sogar, das Haus auszustatten.

Meine Frauenärztin konnte mir nicht sagen, ob ich ein Mädchen oder einen Jungen erwartete, denn die Fettschicht auf meinem Bauch ließ nur ungenaue Bilder zu. Aber die Herztöne und die Fruchtwasser-Untersuchung waren in Ordnung.

Dann war er da, der Tag der Entbindung. Es war der 11. Mai, vier Tage vor dem errechneten Termin. Unser Kind hatte es plötzlich sehr eilig. Es war Sonntagnachmittag und wir hatten noch auf unserer Terrasse gesessen und die warme Sonne genossen, als die Wehen einsetzten. Martin fuhr mich sofort in das Krankenhaus. Ich hatte ein wenig Angst vor der Geburt – vor den Wehen und den Schmerzen. Doch bei mir ging alles ruckzuck und nach nur fünf Stunden war unser Sohn geboren. „Bei dicken Frauen geht es oft sehr schnell“, hatte mir die Hebamme noch kurz vorher gesagt, und so war ich, wenn auch über den Satz etwas verärgert, doch erleichtert. Nach drei Tagen wurden wir entlassen. Nicht die Spur einer Komplikation. Wir wollten unseren Sohn Oliver nennen. Das heißt, Martin wollte. Ich hätte lieber einen Phillip gehabt, doch Martin fand den Namen spießig. Da ich es gewohnt war, zu allem „ja“ zu sagen, wehrte ich mich nicht. Ich glaube, meine Schwangerschaft war eine Zeit, in der ich ein wenig über mich nachdenken konnte. Ich merkte durchaus, dass ich mich viel zu oft den Anordnungen meines Mannes fügte, obwohl ich es gar nicht wollte. Dass ich nach wie vor meine Eltern zu sehr in mein Leben ließ. Dass ich nie etwas tat, was ich – und nur ich – wollte. Trotzdem sagte ich weiterhin zu allem „Ja“ und „Amen“. Heute weiß ich, dass ich Angst hatte, jemand denke schlecht über mich, nur weil ich „nein“ sagte.

Evelyne

Warum es so wichtig ist, sich selbst zu lieben und geliebt zu werden

Gut, dass Marianne endlich eine Freundin gefunden hat und nicht mehr mit ihren Sorgen und Nöten alleine dasteht. Tatsächlich hatte sie niemanden, dem sie sich anvertrauen konnte. In der Familie ging im Grunde jeder seinen eigenen Weg, ihren Eltern konnte sie sich in der Kindheit nicht anvertrauen; warum sollte sie es jetzt tun? Durch ihren ständigen Selbstzweifel hatte sich Marianne gesellschaftlich isoliert.

Ich habe bereits über das Thema Selbstbewusstsein und „Nein“-Sagen (ab Seite 28) gesprochen und ein paar Tipps gegeben. An dieser Stelle seien noch folgende Bemerkungen angebracht:

Besitzen wir einen positiven Selbstwert, fühlen wir uns wertvoll und liebenswert – auch wenn wir Ecken und Kanten, Schwächen und Fehler haben. Erlebten wir in unserer Kindheit, was es heißt, geliebt zu werden und willkommen zu sein? Trauten unsere Eltern uns etwas zu? Dann ist es sicherlich viel leichter, im Erwachsenenalter vom eigenen Selbstwert überzeugt zu sein. Aber wer im Kindesalter immer gehänselt, kritisiert und immer wieder „gedeckelt" wird, ist sich seines Wertes nicht bewusst. Im Gegenteil, er glaubt, nichts wert zu sein – er hat es so gelernt. Kann er diesen Selbstzweifel mit den Jahren nicht ändern/bearbeiten, lebt er ständig in diesem Gedanken und macht sich selbst klein und redet sich weiterhin ein, minderwertig und nicht liebenswert zu sein. Kommen zu seinem eigenen Minderwertigkeitsgefühl noch negative Bemerkungen von außen, gerät er enorm unter Druck. Er entwickelt das starke Bedürfnis, anderen zu gefallen und endlich akzeptiert zu werden und tut fast alles dafür. Ablehnung ist eines der schlimmsten Dinge, das einem Menschen widerfahren kann. Wer von Beginn seines Lebens an wenig Zuspruch, Unterstützung und Liebe erfahren hat, den stürzt im Erwachsenenalter manchmal schon die kleinste negative, die banalste „dumme Bemerkung" in eine tiefe Krise. Das Selbstwertgefühl sinkt und sinkt. Die Folge: Man verkriecht sich noch mehr, man kann nicht selbstbewusst auftreten, seine Meinung vertreten oder „nein" sagen.

Arbeiten Sie an Ihrem Selbstbewusstsein – werden Sie sich *Ihrer selbst bewusst.* Denn wenn wir zulassen, dass uns jemand für minderwertig hält, dann fühlen wir uns auch so. Lassen wir aber zu, dass uns jemand für wertvoll hält, dann werden wir es. Unser Selbstbild entscheidet über unseren Selbstwert – so einfach ist das. Beginnen Sie, sich zu akzeptieren. So, wie Sie sind. Mit allen Fehlern und Schwächen, ob dick oder dünn, ob reich oder arm – Sie sind einzigartig! Ich kann es nur wiederholen: Stellen Sie sich vor den Spiegel, lächeln Sie hinein und sagen Sie Ihrem Spiegelbild: „Ich liebe und akzeptiere mich so, wie ich bin." Das wird am Anfang vielleicht schwierig werden. Aber je öfter Sie es üben, desto besser wird es funktionieren. Warum? Unser Unterbewusstsein kann unsere Vorstellungen, körperlich, aber auch emotional umsetzen.

Sie glauben mir nicht? Probieren Sie es. Üben Sie es Tag für Tag. Wenn Sie schlecht über sich denken, geht es Ihnen schlecht. **Denken Sie gut über sich, dann geht es Ihnen gut.**

Die Wahrheit über Fett, Eiweiß und Kohlenhydrate

Marianne macht gleich mehrere Fehler. Doch ihre Bemühungen „Fehler" zu nennen, ist unfair. Sie weiß es nicht besser und will etwas verändern. Sie verfällt dem Irrglauben, mehrere kleine Mahlzeiten am Tag seien besser, weil der Magen ständig „etwas zu tun" hat. Doch man muss wissen, dass nach jeder kohlenhydrathaltigen Mahlzeit der Blutzuckerspiegel steigt und die Bauchspeicheldrüse Insulin produzieren muss. So wird der Zucker im Blut wieder abgebaut. Doch wenn Insulin im Blut ist, kann der Körper kein Fett verbrennen. Erst wenn Sie nach jeder Mahlzeit eine Pause von etwa vier bis sechs Stunden einhalten und nichts essen – auch keine zuckerhaltigen Getränke trinken – kann der Körper Fett abbauen. In dieser Zeit ist Ihr Körper in der Fettverbrennungsphase. Aber bitte nicht länger als sechs Stunden Pause halten, denn sonst befindet sich Ihr Körper im „Mangelzustand" und baut Muskelmasse ab.

Marianne verfällt auch einem weiteren Irrglauben, der mich als Ernährungsberaterin immer wieder den Kopf schütteln lässt: „Fett macht fett, iss lieber Kohlenhydrate, die haben nix." Ich kann Ihnen gar nicht sagen, wie oft ich in meinen Vorträgen über Ernährung dieses Thema angesprochen habe und mich meine Zuhörer ungläubig bis verständnislos anschauten, wenn ich Ihnen sagte, wie falsch das ist. Wir alle haben es doch so gelernt: „Lieber eine trockene Brezel essen, die hat kein Fett." Oder: „Im Restaurant besser eine Unmenge Reis essen, davon wird man schlank." Oder: „Vielleicht einen großen Teller Rohkost – da ist kein Fett drin, kein Eiweiß – ich tue mir was Gutes". Meine Bitte an Sie: Achten Sie auf „schlechte" Kohlenhydrate und essen Sie Fett und Eiweiß. Warum? Das werde ich Ihnen gleich erklären.

Doch vorab noch eine Bemerkung: Was ist denn Ernährung? Laut Pschyrembel (dem Klinischen Wörterbuch der Medizin) bedeutet Ernährung „die optimale Zufuhr von Nahrung, um materielle und funktionelle Bedürfnisse des Körpers zu stillen". Dazu stehen uns drei Makronährstoffe zur Verfügung: **Eiweiß, Fett und Kohlenhydrate.** Man nennt sie die *Bausteine.* Vereinfacht erklärt, benötigen wir Kohlenhydrate, um schnell Energie zu bekommen. Eiweiße brauchen wir für den Stoffwechsel, der für den Körperbau verantwortlich ist. Fette sind langfristige Energieträger. Eiweiße und Fette müssen dem Körper zugeführt werden, er kann sie nicht selbst herstellen. Sie sind aber essenziell, also lebensnotwendig.

Eiweiße

Aufgaben

Eiweiße, sogenannte Proteine, sind Grundbausteine unseres Körpers. Ohne Eiweiß ist ein Leben unmöglich. Eiweiß ist wichtig für den Zellaufbau, Zellumbau und Zellneubau. Es dient der Erneuerung der Muskeln, der Haut, des Gehirns, des Herzens, der Niere, der Leber. Da der Körper Eiweiß nur in geringen Mengen speichern kann, muss es über die Nahrung zugeführt werden.

Arten von Eiweiß

Wir kennen pflanzliche und tierische Eiweiße. Zu den pflanzlichen Eiweißen gehören zum Beispiel Linsen, Sprossen und Keimlinge sowie Sojaprodukte. Zu den tierischen Eiweißen zählen **Fleisch, Fisch, Eier sowie Milchprodukte.**

Über die Wertigkeit der **Milchprodukte** gehen die Meinungen sehr weit auseinander. Es gibt viele Stimmen, die Milchprodukte nach dem Babyalter für bedenklich, ja sogar für schädlich halten. Belesen Sie sich und bilden Sie sich eine eigene Meinung. Fakt ist, dass nicht jeder eine milchhaltige Ernährung gut verträgt.

Welche Eiweiße wir in unseren Ernährungsplan einbauen sollen, ist sehr unterschiedlich. Verschiedene Fleisch- und Fischsorten sind für den einen Menschen sehr gut, für den anderen weniger gut geeignet. Ernährung lässt sich nun mal nicht für jeden Menschen gleich definieren.

Hierzu ein paar allgemeine Hinweise: Ein gutes, hochwertiges Stück **Fleisch** ist natürlich nicht zu vergleichen mit Wurstwaren, die oft mit schlechten Fetten und Zusatzstoffen versehen sind (siehe ab Seite 74).

Die oft verpönten **Eier** sind dagegen sehr wertvoll. Sie enthalten acht essenzielle Aminosäuren und können vom Körper zu 100 Prozent verwertet werden. Sie werden sich jetzt fragen, ob nicht Eier das **Cholesterin** erhöhen? Auf diese Frage eine wichtige Antwort: Es ist richtig, dass Eier viel Cholesterin enthalten. Es ist auch richtig, dass Herz und Gefäße durch zu viel Cholesterin belastet werden. Jedoch, und das ist entscheidend, haben Eier keine Auswirkungen auf den Cholesterinspiegel. Unser Organismus stellt den lebenswichtigen Stoff Cholesterin selbst her. Wird er von außen, also über die Nahrung, zugeführt, drosselt unser Körper die Eigenproduktion. Das bedeutet, dass sogar ein deftiges Rührei mit Schinken die Cholesterinwerte im Blut praktisch nicht verändert. Dieser Ausgleich funktioniert nicht bei jedem Menschen reibungslos, es kann auch zu einer Cholesterinschwemme kommen (beim schnellen Abnehmen kann es beispielsweise für Gallensteinpatienten gefährlich werden, wenn durch den Fettabbau in den Zellen das Cholesterin freigegeben wird). Studien haben gezeigt, dass Eier kaum Einfluss auf den Cholesterinspiegel haben, da unsere Darmzellen offensichtlich einen undurchlässigen Filter bilden. Es soll sogar Menschen geben, die auf Eier mit sinkenden Cholesterinwerten reagieren. Bruce Griffin von der Universität von Surrey sagt: „Es gibt keinen Nachweis, dass sich häufiger Eierverzehr schlecht auf die Herzgesundheit auswirkt." Das kann ich nur bestätigen. Auf Eier verzichten ist keine Lösung und kann gefährlich werden, weil sie schlicht und einfach gesund sind. Viele Patientinnen berichten mir, dass ihre Werte aufgrund der **Ernährungsumstellung** kurzfristig anstiegen, da der Stoffwechsel wieder ins Gleichgewicht kam. Dies erklärt sich so, dass der Körper erst Cholesterinablagerungen in den Arterien abbaut. Danach bessern sich die Werte um ein Vielfaches. Bruce Griffin sieht im Ei sogar „das Ei des Kolumbus", denn diese seien gesund, enthielten viel Vitamin D, B und K, Mineralstoffe und Jod – alles Mikronährstoffe, die unser Körper dringend braucht. Das reichliche Eiweiß im Ei (ist übrigens auch im Eigelb enthalten) macht zudem satt. Griffin bestätigt, dass vor allem gehärtete Fette schlecht für den Cholesterinwert seien. Diese befinden sich in Wurst, Chips, Schokolade, Backwaren etc. Zum zulässigen Cholesterinwert sei noch erwähnt: Der aktuelle Normbereich liegt zwischen 180mg/dl und 240 mg/dl. Im Pschyrembel wurde 1986 ein Normbereich von 150 bis 330 mg/dl angegeben. In einem medizinischen Fachbuch (1994) lag die Grenze zu erhöhtem Cholesterinspiegel bereits bei 250 mg/dl. Nicht nur ich stelle mir die Frage, ob die Pharmaindustrie die Werte absichtlich verändert, um so an neue Patienten zu kommen ...

Fette und Fettsäuren

Aufgaben

Der Begriff *Fett* bezieht sich auf den Gesamtanteil (Fett, Kohlenhydrate, Eiweiß), während *Fettsäuren* Bestandteil eines Fettes sind. Fette, beispielsweise Butter, Olivenöl, Sonnenblumenöl, Distelöl usw., haben unterschiedliche Aufgaben. So sind sie zum Beispiel Bestandteil der Gewebe und des Nervensystems, Lieferant der essenziellen Fettsäuren, Träger fettlöslicher Vitamine wie E, D, K, A, für die Bildung von Hormonen und Prostaglandinen zuständig und Ausgangsstoff zur Bildung der Membranen und Zellen. Nicht auszudenken, was passiert, wenn wir kein Fett zu uns nehmen würden. Fettfrei zu essen wäre lebensgefährlich, wobei es sicherlich schwer wäre, sich fettfrei zu ernähren (Brot enthält schon etwa fünf Prozent Fett). Wie viel Fett jeder einzelne Mensch benötigt, ist wiederum bei jedem unterschiedlich und hängt von seiner Verstoffwechslung (siehe auch ab Seite 159) ab.

Arten von Fetten

Allerdings sollten Sie darauf achten, die guten bzw. gesunden Fette zu essen. Das sind die sogenannten „ungesättigten Fette“, die man beispielsweise in Leinsamen, Raps, Sojabohnen oder Walnüssen findet. Ebenfalls ist das Öl aus Oliven oder Sonnenblumen ein wichtiger Lieferant der lebenswichtigen ungesättigten Fettsäuren. Da in vielen Lebensmitteln Omega-6-Fettsäuren enthalten sind, sollte man zusätzlich Lebensmittel wählen, die reich an Omega-3-Fettsäuren sind.

Omega-6-Fettsäuren können unter Umständen die Blutgefäße verengen und Entzündungen fördern, Omega-3-Fettsäuren bewirken das Gegenteil. Das Verhältnis zwischen beiden Fettsäuren sollte ausgewogen sein. Liegt das Verhältnis von Omega-6- zu Omega-3-Fettsäuren bei 2:1 bis maximal 5:1, dann können sich diese Wirkungen gegenseitig aufheben, der Körper nimmt keinen Schaden. Liegt das Verhältnis allerdings über 5:1, kann sich das Risiko von Herzerkrankungen, Bluthochdruck oder Rheuma erhöhen. Fettreiche Kaltwasserfische zählen übrigens zu den wichtigsten Omega-3-Lieferanten.

Es stellt sich die Frage, ob Margarine oder Butter zu den guten Fetten gehört. Meine Meinung ist, und damit stehe ich nicht alleine da, dass Butter ein natürlicheres Produkt ist als Margarine. Bedenken Sie: Es sind eine beachtliche Menge Chemikalien notwendig, um aus Ölsaat Margarine herzustellen. Butter dagegen ist ein einfaches Produkt: Rahm setzt sich von der Milch ab und wird geschlagen – fertig. Die Werbung sagt uns, dass Butter schlecht und reich an gesättigten Fettsäuren sowie Cholesterin sei. Margarine dagegen bestehe aus Ölen mit ungesättigten Fetten, und in pflanzlichen Brotaufstrichen sei kein Cholesterin enthalten. Doch stellt sich die Frage, ob das Produkt deshalb gesünder ist. Andrew Weil, Autor vieler Bücher und Verfechter der ganzheitlichen Naturheilkunde, ist vom Gegenteil überzeugt und schreibt, dass durch das Härten der pflanzlichen Öle die gefürchteten Fettsäuren erst entstehen können. Es ist unwichtig, ob im ursprünglichen Ausgangsprodukt ungesättigte Fette verwendet werden.

Schlimmer noch sind die sogenannten Trans-Fettsäuren in teilgehärteten Fetten. Sie reichern sich im Fettgewebe an und werden in den Zellmembranen eingebaut. Sie fördern Zuckerkrankheit, stören den Stoffwechsel und verringern beispielsweise die Qualität der Muttermilch. Bei der Teilhärtung (z.B. in Chips) entstehen unnatürliche Verknüpfungen von zwei oder drei Fettsäuren, deren biologische Wirkungsweise bislang nicht oder unzureichend erforscht ist. Dadurch entstehen Risiken, über die man als Verbraucher auch durch die unzureichend deklarierten Lebensmittel gar nicht richtig im Bilde ist. Bei Formulierungen wie „gehärtete Pflanzenfette" sollte man skeptisch werden.

Kohlenhydrate

Aufgaben:

Kohlenhydrate haben eine wichtige Bedeutung für unsere Körperchemie, allerdings handelt es sich hierbei um die guten Kohlenhydrate, die sogenannten „langkettigen". Sie gehören zu den wichtigsten Energielieferanten. Man findet sie in Kartoffeln, Nudeln, Reis und Getreideprodukten, wie beispielsweise Brot. Da unser Körper ständig Energie verbraucht, müssen wir ihm Energie zuführen. Unser Körper setzt die Kohlenhydrate in Energie um.

Sie werden unterteilt in Einfachzucker (Fruchtzucker oder Traubenzucker), Zweifachzucker (Malz-, Milch- oder Haushaltszucker) und Vielfachzucker (pflanzliche und tierische Stärke). Einfach- und Zweifachzucker liefern sehr schnell Energie, sind aber zum Beispiel für Diabetiker gefährlich, weil der Blutzuckerspiegel sofort steigt. Die Vielfachzucker erhöhen den Blutzuckerspiegel langsam, da sie für die Verwertung erst aufgespalten werden müssen. Ich habe ein paar Zuckerarten aufgelistet, die für uns Verbraucher nicht immer als solche erkennbar sind: Fructose, Galaktose, Glukose, Isoglukose, Laktose, Maltose, Saccharose – dies sind Zuckerarten oder Zuckerformen. Darum Vorsicht, wenn Sie beispielsweise auf einem „Light-Produkt" einen dieser Namen finden – dahinter steckt Zucker. Decken sie den Bedarf an Zucker besser durch natürliche Kohlenhydrate: durch Getreide, Hülsenfrüchte, Obst und Gemüse. Neben Zucker finden Sie darin ebenfalls die Ballaststoffe, Vitamine, Mineralien und Spurenelemente, die unser Körper benötigt. Der reine weiße Zucker sowie „ausgemahlene" Mehle sind leere Lebensmittel, sie enthalten Kalorien – sonst nichts. Das bedeutet, Sie erhalten zwar Ihre Energie, aber die lebenswichtigen Baustoffe müssen aus Ihren Reservespeichern genommen werden. Wenn Sie es „gut" meinen und den ganzen Tag nur trockene Brötchen essen, weil „die kein Fett haben", erreichen Sie nur, dass die überschüssigen Kohlenhydrate, simpel dargestellt, in Fett umgewandelt und gnadenlos gespeichert werden. Natürlich brauchen wir die Kohlenhydrate, aber nicht irgendwelche. Überall lauern Kohlenhydrate, die wir besser nicht essen sollten, sie sind nicht essenziell. Zum Beispiel beim Bäcker die Brezel oder das süße Teilchen, die Pizza oder

der Döner. Oder aber Saftgetränke, Cola, Gummibärchen. Auch angeblich „gesunde" Müslis enthalten Zucker. Sie gelangen als Einfachzucker in unsere Blutbahn und lösen Heißhungerattacken aus.

Aber was passiert noch mit Kohlenhydraten? Ich könnte Ihnen jetzt eine Menge über die „Gegenspieler" Insulin und Glukagon, den Butzuckerspiegel oder Lipolyse erzählen, doch ich möchte es einfach halten. Es sei noch einmal wiederholt: Wenn wir Kohlenhydrate essen, reagiert der Körper mit der Ausschüttung von Insulin. Essen wir zu viele Kohlenhydrate, steigt der Blutzuckerspiegel. Insulin sorgt dafür, dass das „Zu viel" als Glykogen (Speicherform der Kohlenhydrate) in Leber oder Muskeln gespeichert wird. Die Leber enthält ungefähr 60 bis 90 Gramm Glykogen, die Muskeln etwa 300 Gramm. Das bedeutet, die Aufnahmefähigkeit der Glykogenspeicher ist beschränkt. Jedes Übermaß an Kohlenhydraten wird durch das Insulin in unsere Fettzellen eingelagert. Lese ich beispielsweise in einer Frauenzeitschrift ganz groß auf der Titelseite „Die neue Nudel-Diät. Schafft 5 Pfund in 3 Tagen", dann kann ich darüber nur den Kopf schütteln und Sie jetzt hoffentlich auch. Nun wissen Sie, was passiert, wenn Sie so viele Kohlenhydrate essen. Schlicht und einfach übersetzt heißt das: Stärke, die zum Beispiel in Nudeln, Brot oder Reis enthalten ist, wird vom Körper in Zucker und das „Zu viel" des Zuckers in Fett umgewandelt und eingelagert. Auf meiner Packung Gummibärchen steht aber: „ohne Fett". Warum bitte schreibt niemand drauf, dass das egal ist? Wenn Sie die Packung Gummibärchen verzehren, haben Sie zwar kein Fett gegessen, das ist richtig. Doch der Zucker wird in Fett umgewandelt. Danke, liebe Werbung, für die Irreführung.

Arten von Kohlenhydraten

Gute Kohlenhydrate sind beispielsweise:

- Dörrobst
- frisches Obst
- grüne Erbsen
- Hülsenfrüchte
- Mischbrot
- Vollkornbrot

- Vollkornmehl
- Vollkornnudeln
- Vollreis

Schlechte Kohlenhydrate sind beispielsweise:
- Rohrzucker, weiß und braun
- Zuckerwaren
- Marmelade
- Eiscreme
- gezuckerte Getränke
- raffiniertes Mehl
- Kuchen und Backwaren aus weißem Mehl
- polierter Reis
- Stärke
- Cornflakes
- Maisstärke

Ich kann nur wiederholen: Insulin hat nicht nur die Aufgabe, den Blutzuckerspiegel zu senken, die Glukose zu verwerten und zu speichern, sondern es sorgt für die Verwertung der Nährstoffe wie Fett und Eiweiß. Es fördert also auch die Einlagerung von Fett. Sobald wir Kohlenhydrate essen, wird durch den erhöhten Insulinspiegel gleichzeitig Fett gespeichert. Kohlenhydrate werden zuerst verbrannt, weil sie für den Körper leichter zu verwerten sind. Das heißt: Solange Zucker im Blut ist, wird die körpereigene Fettverbrennung blockiert. Auf die eigenen Fettspeicher wird nicht zurückgegriffen.

Ein wichtiger Schritt zu einer erfolgreichen Gewichtsreduktion liegt meiner Meinung nach in der **Absenkung des Insulinspiegels**. Leider beinhalten aber fast alle Diäten viele Kohlenhydrate, weil darin kein Fett enthalten ist. Doch genau dadurch verhindern sie die Fettverbrennung. Erst wenn die Bauchspeicheldrüse ruhen darf und der Insulinspiegel im Blut sinkt, kann die Fettverbrennung stattfinden. Man geht davon aus, dass nach vier bis sechs Stunden das Insulin abgebaut ist.

Ernährung für Schwangere

„Essen für Zwei" bezieht sich nicht auf die Menge der Kalorien. Eine schwangere Frau sollte die Kalorienmenge um etwa 20 Prozent, also 300 bis 500 Kalorien, erhöhen. Mehr nicht. Natürlich muss jede schwangere Frau für sich und ihr Baby entscheiden, wie sie sich ernähren möchte. Oft werden fettreduzierte Lebensmittel empfohlen. Wie Sie aber sicherlich schon gemerkt haben, bin ich ein absoluter Gegner aller Lebensmittel, die der Mensch industriell verändert hat. Gerade in der Schwangerschaft sollten Sie darauf verzichten. Frisches, vollreifes, gut gewaschenes Obst und Gemüse, am besten in Bio-Qualität, ist nicht nur in der Schwangerschaft wichtig. Tiefgefrorenes Gemüse ist in Ordnung, solange es naturbelassen ist und keine Geschmacksverstärker hat. Vollkornprodukte sind zu empfehlen, doch hin und wieder dürfen es auch Weißmehlprodukte sein. Wenn Sie mal Lust auf Weißbrot haben – dann essen Sie es. Fleisch und Fisch sollten von guter Qualität sein. Am besten gehen Sie zum Bio-Händler oder Bauern Ihres Vertrauens. Industriell gefertigte Speisen sollten Sie meiden: von fertigen Fruchtjoghurts (enthalten meist keine Früchte, auch wenn's drauf steht) über Fertigprodukte, Fast-Food bis hin zu rohen, nicht durchgegarten Speisen (Gefahr der Lebensmittelinfektion). Rohe Lebensmittel wie Fisch, Rohmilchkäse, Tartar oder Mett können wegen der Salmonellen gefährlich werden.

Die Mikrowelle

Das Thema *Zubereitung von Nahrungsmitteln in der Mikrowelle* liegt mir besonders am Herzen. Es hat zwar nur indirekt mit Ernährung und Übergewicht zu tun, dennoch ist es sehr wichtig. Produkte in der Mikrowelle verändern sich und sind für den Körper schwerer zu verarbeiten. Bitte denken Sie darüber nach. Natürlich ist mir bewusst, dass es in nahezu jedem Haushalt eine Mikrowelle gibt. Sie ist aus unserer modernen, schnellen Küche nicht mehr wegzudenken: eben mal schnell eine Suppe aufwärmen, etwas auftauen, den Brei fürs Baby zaubern, ein Fertiggericht zubereiten. Im Jahre 1989 machte der Schweizer Ernährungswissenschaftler Hans-Ulrich Hertel die Entdeckung, dass sich das Blut von Probanden veränderte, die Essen aus der Mikrowelle verzehrten. Er kämpfte jahrelang für die Veröffentlichung seiner Forschungsergebnisse. Doch Gegner erreichten, dass ein Schweizer Gericht 1993 die Veröffentlichung dieser Studie verhinderte. Dieses Urteil wurde 1994 vom Gericht Lausanne bestätigt – mit der Begründung des schweizerischen Gesetzes gegen unfairen Wettbewerb: Dort würden Diskriminierung, unrichtige, täuschende, Schäden anrichtende Behauptungen gegen den Hersteller unter Strafe gestellt. Allerdings vertrat dieses Gesetz ausschließlich die Interessen von Handel und Industrie, nicht die der Verbraucher. Im Jahre 1998 endlich erklärte der Europäische Gerichtshof für Menschenrechte die Ungültigkeit des Urteils gegen Hertel. Es verstoße gegen das Recht auf Freiheit der Meinungsäußerung. Zwischenzeitlich hatten viele Forschungsergebnisse Hertels Behauptungen bestätigt: Bei den Mikrowellen-Benutzern, die an dieser Studie teilgenommen hatten, wurde ein Rückgang aller Hämoglobin- und Cholesterinwerte festgestellt – aber sowohl das gute als auch das schlechte Cholesterin wiesen Veränderungen auf. Auch ein Rückgang der weißen Blutkörperchen war zu beobachten. Bei den Studienteilnehmern, die die Mikrowelle nicht benutzten, war dies nicht der Fall.

Nehmen Sie sich die Zeit und bereiten Sie Essen auf die traditionelle Art zu. Vielleicht verbannen Sie die Mikrowelle ganz aus Ihrem Haushalt. Dann wäre ja Platz für einen Dampfgarer ...

6. Das Gewicht steigt – die alten Muster bleiben

Marianne

Die Zeit flog dahin. Oliver war ein gesundes Kind und entwickelte sich prächtig. Ich hatte mein Studium schon lange aufgegeben und kümmerte mich um Haus und Familie. Eigentlich hätte ich mich rundum wohl fühlen müssen, wenn da nicht der Mangel an Zärtlichkeit oder schlicht an Sex gewesen wäre. Seit unserem „ersten Mal" hatte ich nicht mehr mit Martin geschlafen. Beziehungsweise er nicht mit mir. Nun war ich von meiner Erziehung und meiner ganzen Prägung her nicht der Typ Frau, die einen Mann verführte. Aber auch Martin zeigte kein Interesse, versuchte nicht ein einziges Mal, mir näherzukommen. Ich kann nicht sagen, dass ich mich in meiner Ehe unwohl fühlte. Nein. Es fehlte eben nur etwas. Wir lebten nicht miteinander, sondern eher nebeneinander. Dabei tat Martin das, was er wollte, und ich ordnete mich seinen Wünschen unter. So einfach war das. Hin und wieder gab es Streit, denn nach Olivers Geburt wollte ich mich ein wenig aus meinem Kokon befreien.

Doch das gelang mir nicht.

Heute glaube ich, dass ich damals nichts anderes sehen konnte als mein Übergewicht. Die ständigen Diäten und die damit verbundenen Bemühungen erschöpften mich, ließen mir keine Zeit für Anderes, zum Beispiel um über mich, meine Wünsche, mein Leben nachzudenken. Ich erkannte zwar öfter, dass viele Dinge nicht nach meinen Vorstellungen abliefen, sondern immer nach den Plänen anderer, genauer gesagt: Martins. Hin und wieder versuchte ich sogar, mich dagegen zu wehren, und das führte zum Streit. Wir führten quasi eine ganz normale Ehe mit allen Tiefen. Denn

Höhen gab es bei uns nicht. Ein Tag glich dem anderen. Liebe und Zärtlichkeit erlebte ich nur im Umgang mit meinem Kind. Von Martin hörte ich jedoch nicht das kleinste Wort, das mich vielleicht glauben machen könnte, er würde mich doch lieben.

Letztlich hatte ich aber resigniert. Nicht die mangelnde Zuwendung, sondern mein Übergewicht beschäftigte mich. Selbstverständlich hatte ich gleich nach dem Abstillen eine weitere Diät gemacht. Kein Fett gegessen, einen Obsttag nach dem anderen eingelegt, einen Reistag nach dem anderen, gehungert usw. Die ganze Palette rauf und runter. Und wieder rauf. Immer mit dem gleichen Ergebnis: Ich nahm 20 Kilogramm ab, war immer noch sehr übergewichtig und nahm dann 25 Kilogramm wieder zu. Ich war tief verzweifelt. Hörte das denn nie auf? Gehörte ich zu den Menschen, die mit dieser Last einfach leben mussten? Warum? Ich tat doch alles, um abzunehmen. Doch nichts schien zu funktionieren.

Und ich litt. Bei Olivers Einschulung sah ich nur hübsche, schlanke Mütter, schämte mich für mein Aussehen. Ich hätte so gerne normale Klamotten angezogen. Eine knackige Jeans oder einen kurzen Rock. Von mir aus einen langen Rock. Etwas, in dem ich gut aussah, nicht wie ein Mammut. Stattdessen wackelte ich wie eine alte Dampfwalze mit meinem Sohn an der Hand auf den Schulhof. Es war Sommer und alle Mütter waren leicht bekleidet. Ich dagegen trug eine knielange Tunika mit langen Ärmeln, damit man meine Orangenhaut an den Oberarmen nicht sah. Dazu eine dünne, lange Hose und Sandalen. Eine kürzere Hose wäre viel angenehmer gewesen, doch meine Fesseln waren mittlerweile so dick, dass sie über den Rand der Sandalen quollen. Es sah nicht nur schrecklich aus, es tat auch weh.

Im Grunde wusste ich, warum Martin kein sexuelles Interesse an mir hatte. Er wollte mich nicht nackt sehen. Ich mich selbst übrigens auch nicht. Ich vermied es, in den Spiegel zu schauen, wenn ich nackt war. Ich vermied es überhaupt, in den Spiegel zu schauen. Mittlerweile wog ich stolze 145 Kilogramm und hatte entsprechende gesundheitliche Probleme. Mein rechtes Knie war kaputt, bescheinigte mir ein Orthopäde. Dazu kamen ständige Rückenschmerzen – schließlich schleppte ich mein Gewicht den ganzen Tag mit mir herum. Bei Olivers Klassenkameraden kam ich nicht gut an, ich sah genau, dass sie über mich lachten. Und ebenso deren Eltern. Jede Mutter mied den Kontakt zu mir. Vermutlich dachten sie alle das Gleiche: ‚So eine undisziplinierte Frau. Warum lässt sie sich so hängen? Die stopft wohl alles in sich hinein. Das muss ja schön bei ihr zuhause aussehen.' Auch als Elternsprecherin wollte mich niemand. Als ich mich eines Tages zur Wahl stellte, tat man so, als hätte ich mich nicht gemeldet. Und ich hatte nicht den Mut, dagegen anzugehen. Dabei hätte es mir gut getan, „gebraucht" zu werden, eine Funktion außerhalb der Familie zu haben. Wenn ich also irgendwo auf Anerkennung hoffte: ich bekam sie nicht. Beschwerte ich mich bei Martin darüber, bekam ich zu hören: „Du kannst immer nur meckern. Sei doch endlich mal zufrieden."

Mittlerweile war ich vierunddreisig, Oliver acht Jahre alt. Oliver hatte sich schon an meine Diäten gewöhnt, auch wenn er noch so klein war. Ich erinnere mich gut an einen Streich, den er und Martin mir einmal spielten. In einer Frauenzeitschrift hatte ich von einem Präparat gelesen, das quasi über Nacht überschüssiges Fett verbrennen sollte. Super, dachte ich, dann mal los. Ich besorgte mir die Pillen in der Apotheke. Sie waren sündhaft teuer, aber das war mir egal. Ich hatte schon so viel Geld für Shakes, Pülverchen, Massagecremes, Schwitzhose und was auch immer ausgegeben, da kam es auf die Pillen auch nicht mehr an. Die Pillen lagen in einem Plastikdöschen und waren rund, rot und flach. Vor jeder Mahlzeit sollte ich fünf Stück nehmen. Ich nahm die Dinger auch brav ein und wunderte mich nach zehn Tagen, dass überhaupt nichts passierte. Kein Gramm Fett schwand. Oliver und Martin grinsten immer, wenn ich die Pillen nahm und machten dumme Bemerkungen. Eines Tages aber biss ich zufällig auf eine dieser Pillen und stellte erstaunt fest, dass sie hervorragend schmeckte: süß und nach Schokolade. Und tatsächlich: Sie war gefüllt mit Schokolade, ähn-

lich den Schokolinsen, die mein Sohn so liebte. Ich war schockiert und wütend. Erbost zeigte ich die Pillen Martin, der laut zu lachen anfing. Auch Oliver wurde von einem Lachkrampf geschüttelt. Ich fragte die beiden streng, was hier gespielt würde. Da gaben sie zu, dass sie die teuren Fettkiller-Pillen gegen Schokolinsen ausgetauscht hatten. Heute kann ich darüber schmunzeln, aber damals war ich außer mir. Und ich war vor allem enttäuscht von Martin. Er akzeptierte, dass ich am Tag fünfzehn Schokolinsen aß, was nun nicht gerade gut fürs Abnehmen war. Er torpedierte den ernst gemeinten Versuch, von meinem Übergewicht loszukommen. Dabei hätte er doch wissen müssen, wie wichtig mir das war.
Ich bekam das Gefühl, als wollte er nicht, dass ich abnahm. Wie recht ich damit hatte, würde ich später schmerzlich erfahren.

Mein Sohn war mein Ein und Alles. Wir verbrachten viel Zeit miteinander. Ein Sommernachmittag ist mir besonders in Erinnerung, war er doch auf eine bestimmte Weise das erste Anzeichen einer Wende. Ich war mit Oliver auf dem Spielplatz. Plötzlich fing Oliver an zu weinen, weil er vom Klettergerüst gestürzt war. Er war in den weichen Sand gefallen und hatte sich daher nicht wirklich verletzt. Ich bat ihn, nicht mehr zu heulen, zumal es nicht blutete. Aber er heulte nur noch lauter. Er wusste mittlerweile genau, dass er mir mit seinen Heulattacken den letzten Nerv rauben und damit schließlich auch Dinge durchsetzen konnte. Immer wieder fiel ich darauf herein, obwohl ich es eigentlich besser wusste. Ich fragte ihn, was ich für ihn tun könne. Ich wischte die nicht vorhandenen Tränen weg, und Oliver bat unter herzzerreißendem Schluchzen um ein Eis. Ich gab klein bei. Vielleicht auch, weil damit die nächsten zwei Stunden gerettet waren.

Dann tauchten plötzlich seine Klassenkameraden auf, ich hatte nichts mehr zu melden. ‚Die können mich mal', dachte ich und wartete, bis Oliver sein Eis aufgegessen hatte. Heute wollte ich mir den Luxus erlauben und nur an mich denken. Es war Mittwoch, und mittwochs hatte ich immer um siebzehn Uhr Pilates.

Martin tolerierte es gnädig, obwohl ich ihn in die Pflicht genommen hatte, mittwochs das Abendessen auf den Tisch zu bringen. Er tat es, ungern zwar, aber er tat es. Es funktionierte. Mein Pilates-Nachmittag war mir heilig. Darum sah ich zu, dass ich mit Oliver vom Spielplatz kam.

Viele Frauen in der Gruppe waren Leidensgenossinnen, von ihnen erfuhr ich die neuesten Diäten, Tipps und Tricks. (Leider war mir damals noch nicht klar, dass sie auch nicht mehr wussten als ich.) Es war gut, mit ihnen zu reden, mit ihnen beisammen zu sein.

Auf dem Weg zum Studio kam ich in den abendlichen Stau. Der Stau tat mir gut, erlaubte er mir doch, mal einen Moment zur Besinnung zu kommen. Was hatte ich überhaupt für ein Leben? Mein Leben hieß ‚Familie'. Die Familie war nicht sehr groß: meine beide Männer und neuerdings Alfons, ein brauner Neufundländer. Lieb und doof. Dann hatte ich noch den Garten. „Ein schöner Garten ist Pflicht", hatte Martin damals behauptet, als wir in unser Haus zogen. „Ein Garten bedeutet Ruhe, Entspannung und ist nicht zuletzt eine Wohltat fürs Auge. Wenn er gepflegt ist." Irgendwie kannte ich diesen Satz. Vater hatte auch immer sehr viel Wert auf einen pingelig ordentlichen Garten gelegt. Ich war aber die Einzige, die die Gartenpflege übernahm. Martin und Oliver benutzten den Garten nur für Kindergeburtstage oder Grillabende mit den Fußball-Kumpels.

Und was war mit mir? Wo war ich all die Zeit geblieben?

Der Stau war beendet, endlich konnte ich die letzten fünfzig Meter bis zum Fitness-Studio zurücklegen und beeilte mich dort, in meine Sporthose zu kommen und mit bemüht gleichgültigem Gesicht den Pilates-Raum zu betreten. Die anderen Frauen waren schon eifrig mit dem Warm-Up beschäftigt, ich schloss mich schnell an. Während ich meine Po- und Bauchmuskulatur anspannte und dabei zischende Atemgeräusche von mir gab, hing ich weiter meinen Gedanken nach. Natürlich war ich glücklich mit meiner Familie, irgendwie, aber ich hatte eine große Verantwortung und viel Arbeit, und verdammt noch mal, ich bekam keine

Anerkennung dafür. Versuchte ich mal, leise ein Lob einzufordern, erhielt ich meist nur einen verständnislosen Blick, nach dem Motto: Was will sie denn überhaupt? Sie hat doch alles! Martin behauptete eines Tages sogar, meine Gier nach Anerkennung sei nicht normal. Ich hätte ein echtes Problem. Damals hatte ich allerdings noch nicht erkannt, dass er maßgeblich ein Teil meines Problems war.

Nach gefühlten zwanzig Stunden hatte ich keine Beine mehr, meine Arme waren irgendwo, und mein angestrebter knackiger Po fühlte sich an wie ein nasser Schwamm. Aber jetzt kam die Belohnung: Salat und Rotwein bei „Luigi", dazu Frauengespräche. Das gönnten wir uns nach jeder Pilates-Stunde und das war der Grund, warum ich mittwochs nicht das Abendessen zuhause auf den Tisch bringen konnte. An diesem Abend hielt ich mich mit dem Rotwein zurück, denn ich musste ja noch Auto fahren. Nachdem ich meinen Salat bestellt hatte, besprachen meine Leidensgenossinnen die Ereignisse der letzten Woche, alle neuen Diäten, Erfolge und Misserfolge beim Abnehmen. Ich konnte nicht richtig zuhören, ich bekam die vielen negativen Gedanken nicht aus meinem Kopf. Irgendwie hatte ich heute Abend keinen Spaß und so bezahlte ich schon bald meine Rechnung und haute ab.

Als ich zuhause ankam, empfing mich Martin mit unzähligen Vorwürfen. Meine Freundin Heike hätte ihn angerufen und ihn eine halbe Stunde von wichtigen Dingen abgehalten. Außerdem würde er seine Unterlagen für die wichtige Besprechung am nächsten Tag nicht finden. Wo seine blau-weiß gestreifte Krawatte sei. Ob ich in der Reinigung war. Und im Garten die Maulwurfshügel – um die hätte ich mich doch schon mal längst kümmern können. Und, und, und.

Er wirkte angespannt, so antwortete ich einfach nur mit „Ja, ja". Plötzlich merkte ich, dass er im Aufbruch war. „Fährst du noch weg?", fragte ich einigermaßen überrascht. „Ich muss – leider. Mein Kollege Karsten Bender hat mich vor fünf Minuten angerufen, ich muss mit ihm noch Details für unsere Besprechung durchgehen. Warte nicht auf mich."

Und weg war er. Ich kümmerte mich erst einmal um den Haushalt und machte es mir dann auf der Terrasse gemütlich, es war noch mild draußen. Martin sagte ja, dass Heike angerufen hatte, und so wollte ich sie zurückrufen. Ich drückte die Taste, die den letzten Anrufer anzeigt. Eine tiefe Frauenstimme meldete sich: „Ja, bitte?"

„Hallo, Heike. Ich bins." Ich hatte es noch nicht begriffen.

„Ich bin nicht Heike", sagte die Frau, „Sie haben sich verwählt."

„Achso, Entschuldigung. Ich habe die falsche Taste gedrückt. Dann sind Sie Karsten Benders Frau."

„Nein, die bin ich auch nicht. Lassen wir das doch. Sie haben sich einfach verwählt, in Ordnung?" Ihr Ton wurde unfreundlich.

Ich stammelte nur noch „ok" und „Auf Wiederhören".

Irritiert legte ich auf. Seltsam. Ich weiß bis heute nicht, warum, aber ich schrieb mir die Nummer auf und legte sie in meinen Schreibtisch. Martin hatte mir doch erzählt, dass sein Kollege angerufen hätte. Doch so war es offensichtlich nicht. Dann hatte ich eine Idee. Unser Telefon konnte die letzten zehn eingehenden Anrufe anzeigen. Ich sah mir die Liste an. Nach der Telefonnummer der geheimnisvollen Frau erschien die von Heike. Es folgten drei Nummern von Olivers Freunden, die meiner Mutter und ... ich erschrak. Schon wieder diese Nummer. Der Anruf war vorgestern um 17.49 Uhr. Mir fiel ein, dass ich zu diesem Zeitpunkt mit Oliver im Einkaufszentrum war. Die Nummer von Karsten Bender tauchte seltsamerweise in der Liste überhaupt nicht auf. Was war hier los?

Ich versuchte, mich zu beruhigen. Vielleicht war es eine andere Kollegin? Oder jemand, der sich verwählt hatte? Warum sollte mir Martin schließlich erzählen, wer sich alles verwählt hatte? Ich schenkte mir ein Glas Rotwein ein, nahm das Telefon mit in den Garten und rief Heike an. Wir sprachen fast eine Stunde miteinander und ich vergaß den ganzen Vorgang. Jedenfalls vorerst.

Ein paar Tage später hatte ich den langersehnten Termin mit Frau Sander, der Diplom-Ökotrophologin. Ich erhoffte mir sehr viel von diesem Gespräch. Sie sollte mir endlich wieder zu einem normalen Gewicht verhelfen. Alleine schaffte ich es ja doch nicht. Diät halten konnte ich zwar gut, die Kilos purzelten mehr oder weniger. Doch das Gewicht zu halten, schien eine unlösbare Aufgabe zu sein. Sobald ich mit der Diät aufhörte, stieg mein Gewicht wieder. Ich hätte es ja verstanden, wenn ich fette Wurst, Torte mit Schlagsahne oder andere sündhafte Dinge gegessen hätte. Aber nein, das tat ich nicht. Auch nach den Diäten aß ich brav Obst, Gemüse, fettreduzierte Wurst, fettreduzierten Käse und Halbfettmargarine. Im Grunde aß ich mein Leben lang immer dasselbe, nur dass ich während der Diät noch weniger Kalorien zu mir nahm. Ich tat das, was alle tun, die abnehmen wollen: Fett sparen. Ich war mir aber sicher: Heute würde ich des Rätsels Lösung erfahren, Frau Sander hatte schließlich studiert; sie war eine Expertin, die bestimmt wusste, wie es richtig ging.

Pünktlich um elf Uhr betrat ich die Praxis von Frau Sander. Sie war eine hübsche Frau, ungefähr Mitte Vierzig, hatte braune, lockige Haare. Sie trug einfache Jeans und ein weißes T-Shirt. Und sie war schlank – sehr schlank. Freundlich begrüßte sie mich, aber nicht ohne einen strengen Blick auf meine Figur zu werfen. Es war mir sehr unangenehm, und so sagte ich, dass sie großes Glück habe, so schlank zu sein. „Glück?“, fragte sie etwas gereizt. „Nein, Glück ist das nicht. Disziplin, Disziplin und noch mal Disziplin.“ Na, das konnte ja heiter werden. Frau Sander schob mich in einen weiteren Raum, wo ich an ihrem Schreibtisch Platz nehmen durfte. Nachdem sie mir ein Glas Wasser einschenkte, begann sie mit der Anamnese. Knapp fragte sie mich, was ich wiege, und sah auf meinen fülligen Bauch. Ich antwortete brav, dass ich am Morgen ohne Kleider und nach der Stuhlentleerung 145 Kilogramm gewogen habe. Sie war ehrlich entsetzt und meinte, dass man mir das nicht ansehen würde. Ich fragte sie, wonach ich denn aussehen würde. Sie antwortete, dass sie mir höchstens 125 Kilogramm gegeben hätte. Sollte ich mich nun darüber freuen?

Heute weiß ich übrigens, warum das so ist. Ich bin ein Hypophysentyp. Mehr dazu in Kapitel 9, ab Seite 162.
Sie fragte mich nach meiner Körpergröße und wohin ich wolle? Das verstand ich nicht: Wohin sollte ich wollen? Ungeduldig fragte sie mich, wie viel ich abnehmen wolle. Ach so. Ich sagte ihr, dass ich gerne wieder 45 Kilogramm wiegen würde, wie vor vielen Jahren. Irgendwie war ich noch immer stolz auf diese Zeit. Frau Sander beugte sich vor und fragte mich interessiert, wie ich das geschafft hätte? Ich antwortete trocken, dass ich mich bei jeder Gelegenheit übergeben hätte. Daraufhin sagte sie nur lakonisch, dass dies auch eine Lösung sei.
Heute denke ich, dass ich spätestens in diesem Moment hätte gehen müssen. Als Ernährungsexpertin hätte sie mich darauf ansprechen müssen, deutete doch bei mir alles auf eine Essstörung hin – etwas, das auf jeden Fall besprochen und therapiert werden muss, auch weil eine solche Störung meist ein Leben lang bleibt. Das sieht man an mir.
Es folgten noch ein paar Fragen, dann zeigte sie mir ein Plakat, auf dem die Ernährungspyramide abgebildet war. Auch der anschließende Dialog geht mir nicht mehr aus dem Kopf.

„Diese Pyramide werden Sie sich gut einprägen müssen“, begann Frau Sander. „So werden Sie sich in Zukunft ernähren müssen. Viele Kohlenhydrate, wenig Fett und wenig Eiweiß.“

„Sie haben mich doch noch gar nicht gefragt, wie ich mich bislang ernährt habe.“

„Wie haben Sie sich bislang ernährt?“, fragte sie mich ungeduldig.

„Na, so.“ Ich zeigte auf die Pyramide.

„Das kann ja wohl nicht sein, Frau Reinert. Wo haben Sie denn Ihr Übergewicht her?“

„Das will ich doch gerade von Ihnen wissen. Wenn ich Diät halte, lebe ich nach der Ernährungspyramide mit ca. 800 Kalorien. Nach der Diät lebe ich ebenfalls nach der Ernährungspyramide, aber da esse ich mehr Kalorien. Bis auf wenige Ausnahmen. Also, was mache ich falsch?“ Langsam wurde ich unruhig.

„Dann essen Sie zu viel."

„Nein", beharrte ich, und es war auch die Wahrheit. Es verging kaum ein Abend, an dem ich nicht mit knurrendem Magen ins Bett ging.

„Essen Sie fettreduzierte Produkte?"

„Sie meinen Light-Produkte?"

„Natürlich. Haben Sie das bislang nicht getan?"

„Auch das. Aber es funktioniert nicht", antwortete ich.

„So geht das nicht, Frau Reinert. Sie wollen wissen, was Sie tun können, ich sage es Ihnen und Sie halten sofort dagegen."

„Ja, aber das mache ich doch schon alles. Das ist doch eine Tatsache. Ich will Sie doch nicht ärgern."

„Also, wenn ich Sie recht verstehe, essen Sie Light-Produkte. Ist das richtig?", fragte sie mich leicht verzweifelt.

„Das ist richtig."

„Gut. Dann suchen Sie gute Produkte, die noch weniger Fett haben. Vergleichen Sie beim Einkauf genau die Fettanteile. Anscheinend müssen Sie wirklich das letzte Quäntchen Fett einsparen. Und das können Sie nur mit Light-Produkten."

Resigniert ließ ich den Rest der Ernährungsberatung über mich ergehen. Nach einer Stunde wurde ich gnädig entlassen. Mit einem Stapel Unterlagen, die ich schon alle hatte, nur mit anderen Bildern und ähnlichen Versprechungen. Nein, ich kann nicht behaupten, dass ich mich nach diesem Termin gut fühlte. Im Gegenteil. Ich fühlte mich beschissen. Einen anderen Ausdruck gibt es dafür nicht. Ich war enttäuscht, verzweifelt. Ich hatte so gehofft, dass dieser Termin bei Frau Sander eine Wende in meinem Leben bringen würde. Dass ich endlich befreit würde: vom Übergewicht, von traurigen Gedanken, von spöttischen Bemerkungen meines Umfelds, von der Abneigung meines Mannes, schließlich vom Ekel vor mir selbst. Eine Stunde – und alle diese Hoffnungen waren zunichte. Vielleicht waren meine Erwartungen zu hoch?

Als ich wieder draußen auf der Straße stand, atmete ich tief die frische Luft ein. Ich weiß nicht, warum, aber diesmal traf es mich besonders hart. Ich hatte das Gefühl, wieder bei Null anzufangen. Dass alles umsonst ist. Ich wusste nicht, wie es weitergehen sollte. Ich hing so meinen Gedanken nach und bemerkte das heranrasende Auto nicht. Der Autofahrer mich aber auch nicht. Obwohl ich ja genug Fülle mit mir herumschleppte und mein Körper nicht zu übersehen war. Der rote VW Polo erfasste mich, ich erinnere mich sogar noch an das entsetzte Gesicht des Autofahrers und an den dumpfen Knall. Danach wusste ich nichts mehr. Als ich aufwachte, lag ich in einem blütenweißen, sauberen und sterilen Bett. Ich drehte den Kopf zur anderen Seite und ... sah in das besorgte Gesicht von Martin.

„Hey, Marianne, da bist du ja wieder." Ich fragte ihn, was los sei. Er erzählte mir, dass ich einen Unfall gehabt habe und dass ich eine Weile weg gewesen sei. Kaum hatte ich die Info verdaut, fiel ich wieder in Ohnmacht. Als ich wieder zu mir kam, sah Martins Gesicht noch besorgter aus. Und ich sah in ein faltiges, aber freundliches Gesicht eines etwas älteren Arztes. Er gab mir die Hand und stellte sich als Dr. Blum vor. Er erklärte mir, dass mich ein Auto erfasst habe und ich in die Ambulanz eingeliefert wurde. Ich hätte sehr viel Glück gehabt, nur einen Oberschenkelhalsbruch, den er gleich operiert habe. Er sagte mir, dass manche Patienten mit einer wochenlangen Ruhigstellung des Beines um eine OP herumkämen. Doch bei meinem Übergewicht wäre dies nicht ratsam gewesen. Auch wolle er untersuchen, ob ich Osteoporose habe, denn eigentlich sei ein solcher Bruch in meinem Alter selten. Und auch meine Ohnmacht von soeben mache ihm ein wenig Sorgen. Er werde mein Herz untersuchen.

Ich fragte ihn, ob man nicht eigentlich erst in einem höheren Alter Osteoporose bekomme. Ich war doch erst fünfunddreisig Jahre alt. Er sagte mir dann, das sei ganz richtig, in der Regel treffe es eher alte Menschen. Wenn dies in jungen Jahren passiere, hätte dies nicht selten mit einer Fehlernährung zu tun.

„Fehlernährung? Ich? Wie Sie sehen, bin ich mehr als gut ernährt", antwortete ich mit Galgenhumor. Das meinte er natürlich nicht und antwortete nur trocken: Dass ich genug esse, wäre nicht zu übersehen. Möglicherweise würde ich aber nicht genügend Vitamine zu mir nehmen. Er unterstellte mir einfach, dass ich mich von Fast-Food ernähren, zu viel Zucker essen und überhaupt sicher Torten und Schokolade lieben würde. Im gleichen Atemzug empfahl er mir, mehr Obst und Gemüse zu essen. Auch an Bewegung mangele es mir, bei dem Übergewicht.

Mir klappte die Kinnlade runter. Es war wieder mal typisch. Immer wird uns Dicken unterstellt, dass wir alles falsch machen. Ich sagte ihm deutlich, dass ich nur einmal in der Woche abends Salat esse und Rotwein trinke, ansonsten viel Obst, Gemüse und wenig Fleisch esse. Und dass ich sehr diszipliniert Diät halte, auch wenn man es mir nicht ansehe. Dr. Blum kratzte sich am Kinn. „Aber es ist ja nun mal nicht zu übersehen, dass Sie irgendetwas falsch machen, liebe Frau Reinert. Mit fünfunddreisig Jahren ist es zu früh, sich so hängen zu lassen."

Jetzt blieb mir endgültig die Luft weg. Ich mich hängen lassen? Wo ich doch alles tat, um schlank zu werden? In mir bäumte sich alles auf. Einem Nervenzusammenbruch nahe schrie ich den Arzt an: „Verdammt noch mal, ich kann nicht mehr. Jeder wirft mir vor, ich mache alles falsch. Jeder sagt mir, ich soll mich anders verhalten. Doch wie? Wie, verdammt noch mal!?" Mit jedem Wort, das ich herausschrie, ging es mir noch schlechter. Ich fing an zu heulen und schlug mit den Fäusten auf mein Bett. Der Arzt rief die Schwester, sie solle eine Dosis „Imap" bringen, es würde wohl ein klassischer Nervenzusammenbruch vorliegen. Sekunden später wurde mir die Spritze gegeben. Langsam beruhigte ich mich. Martin hatte die Szene betroffen mit angeschaut. Hilflos fragte er, ob er etwas tun könne. Dr. Blum antwortete, dass Martin *im Augenblick* nichts tun könne. Er hätte schon *vor langer Zeit* etwas tun können: mich beim Abnehmen zu unterstützen. Martin entgegnete, dass ich doch ständig versuchen würde, abzunehmen. Dass meine Gedanken nur um dieses Thema kreisen. Dass ich auch außerhalb der Diäten vernünftig essen würde. Dr. Blum schaute Martin streng an und gab ihm zu verstehen, dass er ihm das nicht glaube. Bevor er aus dem Zimmer ging, sagte er uns, dass er noch einen Ernährungsexperten schicken werde. Ich wollte mich gerade wieder auflehnen. Von Ernährungsexperten und Ernährungsberatern hatte ich die Nase voll, doch Martin hielt mich besänftigend zurück. Leise sagte er zu mir, dass wir erst abwarten sollten. Ich sah entrüstet zu Martin. „Aber er will doch wieder eine Beratung mit mir durchführen. Das hatte ich doch schon alles. Die sagen doch alle nur das Gleiche."

„Ja", antwortete er und hielt weiter meine Hand. „Aber eben sah es so aus, als würdest du am Rad drehen und wir wollen doch nicht, dass er glaubt, du hättest was an der Klatsche."

Wortlos sah ich Martin an und in mir sackte alles zusammen. Es war so unendlich unfair und aussichtslos. Alles. In diesem Moment dachte ich zum ersten Mal daran, mich umzubringen. Das sagte ich Martin natürlich nicht. Ich dachte für mich: Dann habe ich wenigstens Ruhe und quäle mich nicht mehr. Es war nur ein kurzer Gedanke, aber er war da. Ich dachte an Oliver und verscheuchte den Gedanken wieder.

Ich bat Martin darum, mich allein zu lassen, um schlafen zu können. Ich konnte nicht mehr. Körperlich und seelisch. Martin wollte noch etwas erwidern, aber ich hatte mich schon auf die Seite gedreht. Er verstand und verließ leise das Zimmer. Doch kaum war eine Minute vergangen, ging die Tür wieder auf. Ein junger Mann, etwa Mitte dreißig, stellte sich als Assistenzarzt Björn Sommerfeld vor und gab mir die Hand. Missmutig versuchte ich, mich aufzurichten. Mein Bein tat höllisch weh. Warum kam dieser Typ gerade jetzt? Er merkte wohl, wie ich kämpfte, und stellte den oberen Teil meines Bettes etwas höher, fragte, ob ich so bequem liege. Ich war ein wenig versöhnt und dankte ihm. Er sei hier, um sich mit mir zu unterhalten. Etwas müde fragte ich ihn, worüber er sich mit mir unterhalten wolle. Es gehe um mein Übergewicht bzw. über die Möglichkeiten, die es außerhalb einer Diät noch gebe. Darüber wolle er mit mir reden. Ich wurde ein wenig wacher: Welche anderen Möglichkeiten? Der Arzt sagte mir, dass er an ein Magenband denke. Ein Magenband? Davon hatte ich schon mal gehört, wusste aber nicht genau, was das ist. Er erklärte mir, dass dies ein Band ist, das operativ um den Magen gelegt wird. Damit verkleinert sich das Magenvolumen und ich könne nicht mehr so viel essen. Dann würde ich auch abnehmen. Natürlich sei das nur eine einfache Erklärung, im Grunde sei das alles noch etwas komplexer. Selbstverständlich würde der Erfolg auch von meiner Eigenmotivation und Selbstverantwortung abhängen.

Ich kochte – ehrlich. Was bildete sich der Typ ein? Wütend erklärte ich ihm, dass er mir erstens nicht vorwerfen könne, dass ich zu viel esse. Von dem bisschen könne normalerweise kein Mensch übergewichtig werden. Ich sei es trotzdem. Zweitens: Was wisse er schon von meiner Selbstverantwortung? Nur weil ich fett sei, heiße das noch lange nicht, dass ich keine Verantwortung mir selbst gegenüber hätte. Ich redete mich wieder in Rage. Warum nur denke jeder, dass ich keine Verantwortung und Disziplin hätte?! Nur in einem einzigen Punkt habe er recht: Meine Eigenmotivation, wie er es nennt, ja, die sei im Arsch.

Aber war das ein Wunder? Nach all der selbst auferlegten Disziplin, all dem Verzicht – seit fünfundzwanzig Jahren – ohne Erfolg? Ich fragte ihn, ob er sich annähernd vorstellen könne, wie viel Lebensqualität mir entgangen sei? Ich fing wieder zu weinen an. Der junge Arzt streichelte sanft meine Hand, versuchte mich zu beruhigen und sagte, dass er mir doch nur helfen wolle. Darum würde er mir das Magenband als Lösung des Problems vorschlagen.

Mit letzter Kraft, vielleicht um endlich meine Ruhe zu haben, sagte ich ihm, dass ich das jetzt nicht entscheiden könne und noch mehr Informationen brauche. Er hatte eine Mappe mit Unterlagen dabei und holte auch Martin ins Zimmer. Dann zeigte er uns Bilder eines Magenbandes und erklärte noch einmal die Funktionsweise. Am Schluss wiederholte er, dass Eigenmotivation und Selbstverantwortung wichtig für den Erfolg seien. Kraftlos sah ich ihn an. Hatten wir das nicht gerade? Dann gab er noch eine Unmenge an Fachwissen zum Besten, von dem ich so gut wie nichts verstand.

Martin hörte zwar interessiert zu, gab aber später zu, dass auch er nur „Bahnhof“ verstanden hatte. Zum Schluss erzählte uns der Arzt noch, dass wie bei jeder Operation Komplikationen auftreten könnten. Diese würden zwar hauptsächlich das allgemeine Narkoserisiko betreffen, aber auch Infektionen seien möglich, es könnte zu starken Schmerzen kommen, zu Bewegungseinschränkungen, das Magenband könne verrutschen und einiges mehr. Ich hörte schon gar nicht mehr richtig zu, bis zu dem Moment, als er sagte, dass ich in Zukunft nur noch Mini-Portionen essen könne. Genau der Satz war der Grund, dass ich mich gegen ein Magenband entschied. Ich hatte doch ohnehin seit Jahren keine Lebensqualität mehr, was das Essen betraf. Und jetzt sollte ich noch weniger essen? Vielleicht schöpft man Lebensqualität auch aus anderen Quellen, das mag sein. Aber nicht in meinem Falle: Ich durfte doch schon mein halbes Leben lang nichts essen bzw. habe auf so Vieles verzichtet. Nein, das Magenband kam für mich nicht infrage. Gerade als ich diese Entscheidung innerlich schon getroffen hatte, sagte der Arzt, dass das Magenband nur seinen Zweck in Verbindung mit einer Ernährungsumstellung erfülle. Zu den Mahlzeiten dürfe ich in Zukunft nichts mehr trinken. Entweder lange vor oder lange nach dem Essen, da sonst keine Sättigungsgefühl eintrete. Fettreiche Lebensmittel müsse ich meiden und mein Essen langsam und gründlich kauen. Was kam noch alles?

Ich hatte genug, bedankte mich für die Informationen und sagte, dass ich nun schlafen müsse. Der Arzt verabschiedete sich daraufhin mit den Worten: „Sehen Sie, Frau Reinert. Genau das meine ich. Kaum sage ich Ihnen, dass das Ganze Disziplin verlangt, schon interessiert es Sie nicht mehr. Glauben Sie mir, so werden Sie niemals etwas erreichen.“

Ich war nicht mehr in der Lage, mich gegen diese Unverschämtheit zu wehren, sondern wiederholte nur, dass ich jetzt schlafen müsse. Martin verabschiedete sich und ich schlief erschöpft ein.

Evelyne

Semi-Happiness-Ehen / Tipps für Paare

Marianne führt eine Ehe, die man auch *Semi-Happiness-Ehe* nennt, eine „halb-glückliche Ehe". Man nennt sie auch *low-stress* and *low-conflict-Ehe*. Natürlich gibt es in jeder Ehe Höhen und Tiefen, aber in diesen Ehen herrscht eine chronische Unentschlossenheit. Das heißt, diese Ehen sind weder schrecklich noch erfüllend. Die Partner können sich nicht entscheiden, ob sie ihre Ehe aufrechterhalten wollen oder ob sie sich trennen. In solchen Ehen kann oft nicht mit Konflikten umgegangen werden, es fehlt meist Leidenschaft, Sexualität und gute Kommunikation. Man kann vermeiden, in eine solche Beziehung zu rutschen. Vergraben Sie Ihre Konflikte mit dem Partner nicht. Bringen Sie Ihr Problem, auch wenn es Streit gibt, gleich auf den Tisch.

Warum? Weil sich so der Ärger nicht aufstauen oder sich im falschen Moment entladen kann. Die allgemeine Stimmung in der Ehe oder in der Familie leidet, wenn das Problem unausgesprochen bleibt.

Sollte es zu einem Streit mit dem Partner kommen, beherzigen Sie folgende Ratschläge:

1 Kommentieren Sie klug und versuchen Sie, keine Vorwürfe zu machen. Wenn Sie Ihren Partner angreifen, wird er wahrscheinlich innerlich abblocken. Sagen Sie nicht: „Du hast schon wieder so viel Geld ausgegeben", sondern: „Ich mache mir Sorgen um unsere Finanzen. Können wir gemeinsam entscheiden, wann wir Geld ausgeben?" Wenn Ihr Mann lieber im Verein beim Bier sitzt anstatt zuhause, sagen Sie nicht: „Immer bist du bei deinen Kumpels, nie bei mir", sondern: „Ich bin oft alleine, das macht mich traurig. Können wir mal was zusammen unternehmen?"

2 Halten Sie Familienmitglieder oder Freunde aus dem Konflikt mit dem Partner heraus. Das heißt nicht, dass Sie das Problem nicht mit einer Freundin besprechen können, aber niemals im Beisein des Partners.

3 Wenn der Streit zu eskalieren droht, ist es Zeit, ihn abzukühlen. Sagen Sie Ihrem Partner, dass Sie einen Moment Zeit brauchen und gehen Sie aus dem Zimmer, am besten gleich raus an die frische Luft. Wenn die Emotionen hochkochen, kann man nicht mehr konstruktiv streiten, man wird meistens unsachlich.

4 Verstellen Sie sich nicht. Sie sind nicht dazu da, um die Erwartungen anderer Menschen zu erfüllen. Doch während eines Streits ist es sinnvoll, sich die Frage zu stellen: „Will ich jetzt um jeden Preis recht haben oder will ich verheiratet sein?" Seien Sie sich im Klaren darüber, dass Partner zwangsläufig nicht immer der gleichen Meinung sein können.

5 Beschuldigen Sie nicht den Partner. Damit sagen Sie, dass die Last bei ihm liegt. Aber Sie sollen beide Verantwortung übernehmen und miteinander arbeiten, nicht gegeneinander.

6 Streuen Sie kein Salz in Wunden. Versuchen Sie, immer fair zu bleiben.

7 Wenn Sie zu keiner Lösung kommen, scheuen Sie sich nicht, professionelle Hilfe eines Paartherapeuten anzunehmen. Zeit ist zu kostbar, um sich das Leben mit endlosen Streitereien zur Hölle zu machen.

Bei Marianne gab es das erste Anzeichen eines Verdachts, als sie zufällig herausfand, dass eine fremde Frau mehrmals angerufen hatte. Warum bewahrte Marianne einerseits die Telefonnummer auf, gab sich aber andererseits alle Mühe, es wieder zu vergessen? Hier setzte ein typischer Verdrängungsmechanismus ein. Sie merkte, dass ein weiteres Problem auftauchen könnte, und da sie schon mehr als genug Probleme hatte, beschloss sie unbewusst, das Problem zu verdrängen und damit dem Konflikt auszuweichen.

Diät-Pillen

Marianne hat Diät-Pillen probiert. Dass Martin sie dabei nicht unterstützte, ist fast zu verstehen. Er lebte zwangsläufig ihre Diäten mit und war es möglicherweise leid, sich Tag für Tag damit zu beschäftigen. Er behauptete, dass ihn Mariannes Übergewicht nicht störe. Marianne hat sich aber zumindest Akzeptanz, wenn nicht sogar Unterstützung erhofft.

Grundsätzlich ist zu sagen: Natürlich ist es verlockend, dass wir einfach nur eine Pille nehmen, die alles regelt, und wir selbst nichts tun müssen. Wir sind es ja heutzutage gewohnt, gleich Tabletten, Pillen etc. zu nehmen, warum also nicht zum Abnehmen?

Hier eine ausdrückliche Warnung: Viele Schlankheitsmittel gefährden aufgrund der Inhaltsstoffe Ihre Gesundheit. Sie können Herzrasen verursachen, Schlaflosigkeit, Bluthochdruck, Herz-Rhythmus-Störungen – und sie können abhängig machen. Auch Verbraucherexperten raten dringend von der Einnahme solcher Pillen ab. Oft werden diese Mittel als harmlose Nahrungsergänzungsmittel beworben, es sind aber Arzneimittel. Tester fanden falsche oder nicht angegebene Substanzen. So kann der Verbraucher nicht erkennen, um welchen gefährlichen Cocktail-Mix es sich handelt.

Mythen: Dicke und Diäten

Die Ernährungsberatung verlief enttäuschend. Marianne war sogar danach so aufgewühlt, dass sie den Unfall erlitt. Was sie anschließend im Krankenhaus an (neuen) Demütigungen erfuhr, ist leider klassisch für einen übergewichtigen Menschen. Immer noch herrscht der Mythos, dass Dicke undiszipliniert und schwach seien. Viele Dicke können bestätigen, dass dem meistens nicht so ist. Natürlich gibt es auch einige Dicke, denen es tatsächlich egal ist, was sie essen, die keine Verantwortung für sich übernehmen. So sagte einmal eine Patientin zu mir: „Wenn es das zu kaufen gibt, dann muss es doch gesund sein." Eine solche Einstellung ist oberflächlich und eher selten.

Die meisten dicken Menschen, die ich kennengelernt habe, unternehmen wie Marianne Einiges, um endlich abzunehmen. Das Problem: Sie unternehmen das Falsche. Wir werden kaum darüber aufgeklärt, dass Diäten falsch sind. Warum? Weil es ums Geld geht – nicht um uns Menschen. Was wäre der Markt ohne seine Light-Produkte? Welche Zeitschrift könnte noch eine Diät auf der Titelseite anpreisen? Wie viele Industriezweige würden gigantische Verluste machen, wenn es nicht die Sehnsucht von dicken Menschen gäbe, endlich schlank zu sein? Sie profitieren alle vom Diät-Wahn.

Es ist unglaublich, was sich Marianne gefallen lassen musste. Kein Mensch fragte sie nach ihren Verhaltensweisen. Es wurde ihr einfach unterstellt, dass sie undiszipliniert und wahllos aß. Dadurch erfuhr sie auch – wieder einmal – eine tiefe seelische Verletzung. Doch diese kann man nicht einfach heilen, wie man eine blutende Wunde stillt, ein Pflaster draufkleben – und alles ist wieder gut. Eine seelische Verletzung bleibt tief in uns verankert, wenn sie nicht verarbeitet wird.

An dieser Stelle sei auch erwähnt, dass es nicht die Aufgabe einer Ernährungsberaterin ist, auf eine mögliche Essstörung einzugehen. Dazu ist sie auch gar nicht befugt. Was Frau Sander in Mariannes Fall aber unbedingt hätte tun müssen, ist, Marianne darauf hinzuweisen, dass dies sehr nach einer Essstörung aussieht und sie sich therapeutische Hilfe suchen sollte.

Light-Produkte

Fett ist ein Geschmacksträger. Stellen Sie sich bitte einmal die Frage, warum ein Light-Produkt schmeckt, obwohl ihm der Geschmacksträger Fett fehlt? Die Antwort: Light-Produkte enthalten Aromastoffe und Geschmacksverstärker, die der Körper nur schlecht verstoffwechseln kann. Aber vor allem enthalten sie *Zucker*. Light-Produkte haben in der Regel mehr Zucker als normale Produkte. Noch einmal zur Erinnerung: Wenn Sie Zucker essen, muss die Bauchspeicheldrüse Insulin ausschütten, um den Zucker in die Zellen zur Energiegewinnung zu bringen. Die Zellen sind aber irgendwann „gesättigt" und nehmen keinen Zucker mehr auf. Der überschüssige Zucker wird vom Körper in Fett umgewandelt und „eingelagert". Das passiert auch, wenn sie stärkereiche Kohlenhydrate wie z.B. Nudeln, Brot oder Reis essen. Der Körper wandelt die darin enthaltene Stärke erst einmal in Zucker um. Dann beginnt derselbe Kreislauf, das heißt: Aus Stärke wird Zucker, und aus dem überschüssigen Zucker wird Fett.

Eiweiß

Dass stärkereiche, vor allem industriell verarbeitete Kohlenhydrate ungesund sind, wissen Sie bereits. Lange Zeit hat man uns beigebracht: „Fett macht fett – also lasse ich es lieber weg. Dann muss ich aber auch Eiweiß weglassen, denn darin sind versteckte Fette enthalten. Was bleibt noch übrig? Kohlenhydrate ..."

Dr. Michael Spitzbart, Allgemeinmediziner und Autor, hat einige grundlegende Dinge zum Thema Eiweiß gesagt – auch weil sich hier Ernährungsirrtümer bzw. -lügen am hartnäckigsten halten.

---

1. Man kann gar nicht zu viel Eiweiß essen. Im Gegenteil: Viele Menschen essen zu wenig Eiweiß. Lassen Sie gelegentlich eine Blutuntersuchung machen und den Eiweißspiegel messen. Er sollte bei 8,6 g/dl Blut liegen. Zu viel Eiweiß ist keinesfalls schädlich, der sogenannte Eiweißschock ist ein Mythos.

---

2. Viele denken: Eine Eiweißaufnahme durch fette Wurst oder fetten Käse sei absolut ungesund. Das Eiweiß würde mit Fett in unseren Körper gelangen, die Arterien verkalken, die Fettzellen füllen und auf Dauer zu Übergewicht und Herz-Kreislauf-Erkrankungen führen. Das mag stimmen, wenn Sie *dauerhaft* fettreiche Wurst und schlechte Fette essen. Aber das heißt nicht, dass Sie kein tierisches Eiweiß mehr essen sollen! Es muss ja nicht der fette Sonntagsbraten oder das (zu) dick bestrichene Butterbrot sein; auch in Milchprodukten, wie Molke, Hüttenkäse oder Joghurt, sowie in Geflügel und Fisch steckt Eiweiß.

3. Eiweiß verursacht weder Nierenschäden noch Alzheimer und führt auch nicht, wie oft angenommen, zur Übersäuerung. Es sei denn, man isst ausschließlich tierisches Eiweiß. Doch wenn man pflanzliches Eiweiß, zum Beispiel aus Obst und Gemüse verzehrt, bildet der Körper viele Basen, die das saure Milieu ausgleichen und neutralisieren.

4. Eiweiß macht nicht dick. Eiweiß aus Fisch und Geflügel und Hülsenfrüchten macht Sie nicht nur satt, es hält den Blutzucker stabil. So sind Sie vor plötzlichen Heißhungerattacken geschützt.

5. Hände weg von Eiweißpulver – es sei denn, Sie sind Hochleistungssportler und haben viele Muskeln, die als Eiweißspeicher dienen. Als „Normalmensch" brauchen Sie dieses Eiweiß nicht, Sie sollten es nur über die Nahrung zu sich nehmen.

6. Ein Eiweißmangel ist gefährlich. Die Folge ist eine Abnahme der körperlichen und geistigen Leistungsfähigkeit. Im schlimmsten Fall können Knochen brüchig werden und das Immunsystem Schaden nehmen, d.h. Sie könnten vermehrt Infekte bekommen. Eiweißmangel kann auch die Fruchtbarkeit negativ beeinträchtigen.

7. Der Tag der Erkenntnis

Marianne

In den zehn Jahren zwischen meinem Unfall und meinem fünfundvierzisten Geburtstag passierte nichts. Nichts Spektakuläres. Nichts Positives. Nichts. Eigentlich war diese Zeit wieder nur geprägt von Diäten, Gewichtsabnahme, Gewichtszunahme, Demütigungen und dadurch hervorgerufenen tiefen Depressionen. Ein Teufelskreis. Irgendwann, kurz vor meinem vierundvierzigsten Geburtstag, konnte ich nicht mehr. Ich beschloss, mich in Psychotherapie zu begeben. Ich kam einfach aus meinem „Diät-Gedankenrad“ nicht mehr raus.

Der Psychotherapeut meinte es gut mit mir und verabreichte mir Antidepressiva. „Damit Sie wenigstens Ihren Alltag bewältigen können. Sie werden doch gebraucht“, so argumentierte er. Ja, gebraucht wurde ich wirklich. Mein Mann brauchte mich, damit ich Haus und Garten zum Vorzeigen schön hielt. Mein Sohn brauchte mich, damit ich für ihn kochte, die Wäsche wusch und ihm mein Auto lieh, wenn er mal zuhause war. Mein Vater brauchte mich, weil er seit ein paar Jahren an Demenz litt und meine Mutter der Meinung war, ich hätte genügend Zeit, um mich um ihn zu kümmern – mehr Zeit als meine Schwester, die als Chefsekretärin um vier Uhr nachmittags Feierabend und einen kinderlosen Singlehaushalt hatte. Brav wie ich war, nahm ich die Antidepressiva ein und erreichte in kürzester Zeit ein Lebendkampfgewicht um die 155 Kilo. Dass die meisten Menschen von Antidepressiva zunehmen, hatte ich schon mal gehört, aber mein Therapeut hielt es für wichtiger, mich ruhigzustellen. Er sagte mir, dass ein paar Kilogramm mehr nicht auffallen würden.

Meinen zweiten Nervenzusammenbruch hatte ich an meinem fünfundvierzigsten Geburtstag. Ich werde diesen Tag nie vergessen, auch weil sich im Grunde durch das Übel, das mir widerfahren sollte, erst alles zum Guten wenden würde. Mein Nervenzusammenbruch war also eigentlich positiv, was ich natürlich erst viel später begriff. Er war ein Wendepunkt.

Meine Freundin Heike, meine einzige Stütze in dieser Zeit, feierte diesen Tag mit mir in einem schönen Restaurant. Nach einem herrlichen Menü lud sie mich ein, mit mir in eine schicke Boutique zu gehen, damit ich mir was Schönes zum Anziehen kaufen kann. Diese Boutique war ein Traum. Es gab alle Größen, von 34 bis 60, alles schöne Einzelmodelle, jedes Teil ein Unikat. Ich freute mich darauf, mit Heike in dieser Boutique zu stöbern. Die großen Größen befanden sich allerdings im ersten Stock, was mich ein wenig ärgerte. Warum konnten die Schlanken nicht in den ersten Stock? Oder lag es daran, dass man uns lieber nicht gleich im Eingangsbereich sehen wollte? Auch Heike war kein Leichtgewicht, und so schleppten wir uns auf der Treppe in den ersten Stock. Als wir oben ankamen, mussten wir erst wieder zu Atem kommen und setzten uns in die Sitzecke, um zu verschnaufen. Irgendwo hinter mir hörte ich eine Frau sagen: „Liebling, ich glaube, hier sind wir falsch. Gott sei Dank habe ich 38. Dieser Bereich ist eher was für deine Frau." Ein hässliches Lachen folgte.

Solche Dialoge war ich gewöhnt, ich schenkte dem Ganzen also erst einmal keine Beachtung. Aber dann hörte ich eine mir sehr vertraute Stimme antworten: „Du hast recht, mein Engel. Hier ist es gruselig, schnell weg." Heike und ich sahen uns an. Auch sie hatte die männliche Stimme erkannt. Ich brachte keinen Ton heraus, war wie versteinert. Das war Martin gewesen. Mein Herzschlag schien auszusetzen. Warum war er hier? Und wer war diese Frau? Irgendwann kam ich wieder zu mir, stemmte mich aus dem Sessel und schaute in die Richtung, aus der ich die Stimmen gehört hatte. Ich sah Martin, wie er mit einer dunkelhaarigen Frau vor einem Kleiderständer stand. Er hatte seinen Arm um ihre Schulter gelegt. Die Frau war sehr groß, hatte eine schicke Kurzhaarfrisur, war perfekt geschminkt und sehr elegant angezogen. Sie hatte gerade ein Kleid vom Ständer genommen und sagte amüsiert zu Martin: „Schau mal, Liebling, sie verkaufen Zirkuszelte." Ich weiß nicht, was in diesem Moment schlimmer war: dieser dumme Spruch, der mich unglaublich wütend machte, oder die Tatsache, dass mein Mann mich betrog. Es war zu viel für mich. Ich ließ mich wieder in meinen Sessel fallen. Heike starrte mich an. „Was machen wir jetzt?", fragte sie. Ich war ratlos. Was tut man, wenn man den eigenen Mann mit einer Anderen erwischt? Ich konnte nur stammeln: „Was war das, Heike? Kannst du mir das sagen?" „Ja", sagte Heike leise. „Dein Mann betrügt dich." Langsam begriff ich wirklich. Doch was nun? Sollte ich Martin hinterherlaufen, ihm nachspionieren? Bei meiner Bewegungseinschränkung war das zum Scheitern verurteilt. Aber ich brauchte Klarheit. Ich konnte doch nicht einfach so tun, als sei dies nicht passiert. Ich musste wissen, woran ich war. Wie es weiterging. Abermals stemmte ich mich hoch, um Martin zur Rede zu stellen. Aber sie waren schon weg.

Ich bat Heike, ebenfalls ganz schnell die Boutique zu verlassen und mit mir in die nahegelegene Konditorei zu gehen. Ich wollte Frust-Fressen. Jetzt war mir alles egal. Alle meine Bemühungen, endlich schlank zu werden, waren kläglich gescheitert. Meine Ehe war am Ende. Ich war und blieb unattraktiv. Martin hatte sich eine schlanke, schöne Frau gesucht. Warum sich also noch weiter quälen?

Wir betraten die Konditorei. Mir war klar, warum die Menschen Heike und mich amüsiert beobachteten. Wir versuchten verzweifelt, uns zwischen den eng gestellten Tischen und Stühlen hindurchzuzwängen. Nachdem wir am Fenster endlich einen Platz ergattert hatten, kam die Bedienung und fragte uns nach unseren Wünschen. Ich hörte mir selbst ungläubig zu, wie ich eine heiße Schokolade mit Sahne, eine Mozarttorte und einen gefüllten Mohrenkopf bestellte. Die Bedienung verzog keine Miene und nahm Heikes Bestellung auf, die ähnlich üppig ausfiel. Ich versuchte mich mal wieder in Galgenhumor und sagte zu Heike: Wenn die

Geschichte einen riesigen Vorteil habe, dann den, dass ich endlich mal das essen könne, worauf ich all die Jahre verzichtet habe.

Ich freute mich richtig auf die Leckereien und nahm mir vor, jeden einzelnen Bissen zu genießen. Erst danach wollte ich wieder an Martin und diese Frau denken. Als die Bedienung die Torte brachte, hüpfte mein Herz vor Freude. Voller Genuss versenkte ich die Kuchengabel in der Torte und schob schließlich das Stückchen andächtig in meinen Mund. Ich erlebte eine Geschmacksexplosion. Mein Gott, war das schön. Nach sage und schreibe fünfunddreißig Jahren aß ich erstmals wieder ein Stück Torte. Die Kombination aus Zucker und Sahne sorgte wohl dafür, dass meine Glückshormone Samba tanzten und ich alles andere vergessen konnte. Ich seufzte und aß fast meditativ die Torte auf. Dann trank ich meinen Kakao in einem Zug und widmete mich dem gefüllten Mohrenkopf, der schon auf mich wartete. Gerade als ich hineinbeißen wollte, hörte ich am Nebentisch eine freundliche Stimme: „Liebe gute Frau. Es geht mich ja nichts an, aber ich kann wirklich nicht zusehen. Hören Sie doch endlich mit der Völlerei auf, Sie platzen ja bald." Ich drehte mich um und starrte den Mann an, der das zu mir gesagt hatte. Ich stand tatsächlich kurz vorm Platzen, aber vor Wut. Ich stand auf und dann passierte etwas Seltsames. Es war so, als würde sich eine Blase in meinem Körper verteilen, vom Kopf bis zu den Füßen, nur dass sie im Kopf zu zerplatzen schien. Ich wollte noch etwas zu dem Mann sagen, aber ich fiel einfach um. Ich erinnere mich noch, dass ich den Tisch mitriss, und dann war ich weg.

Als ich wieder zu mir kam, dachte ich zunächst, ich hätte ein Déjà-vu. Ein weißes, steriles Zimmer, ein weißes Bett, das sauber roch. Ich drehte den Kopf zur Seite und sah in Martins Gesicht. Schlagartig fiel mir wieder alles ein. Der Sturz in der Konditorei, die bösen Worte des fremden Mannes, der Hochgenuss der Torte, die Boutique und ... ein Stich zuckte durch mein Herz ... Martin mit der anderen Frau. „Wer war das?", fragte ich Martin rundheraus. Er hatte natürlich kein Ahnung, was ich alles wusste, und antwortete deswegen nur: „Das war Dr. Hagedorn, der Internist.“ Ich beschloss, erst einmal nichts zu sagen. Ich fühlte mich in diesem Augenblick nicht stark genug, um Martin zur Rede zu stellen. Es war auch nicht unbedingt der richtige Ort.

Martin fragte mich besorgt, wie es mir gehe. Ich sah ihn an und dachte nur: Was für ein fantastischer Schauspieler. Nichts, aber auch überhaupt nichts in seinem Gesicht wies darauf hin, dass er mich hinterging. Aber wie lange schon? Und mit wem? Ich muss ihn merkwürdig angesehen haben, denn er fragte mich nochmals, was mit mir los sei. *Ich hasse dich!*, schrie es in mir. *Warum tust du mir das an? Warum warst du nicht ehrlich? Warum hast du mir nicht gleich gesagt, dass du mich nicht willst, dass ich dich anekle? Warum hast du mir nie etwas gesagt, du miese Ratte?! Ich bin doch nur deine Putzfrau, höchstens noch Mutter deines Sohnes.* All das ging mir durch den Kopf, aber ich schwieg. Ich schloss einfach die Augen und tat so, als sei ich wieder eingeschlafen. Martin verließ das Zimmer. Irgendwann muss ich wirklich eingeschlafen sein. Als ich wieder aufwachte, sah ich jemand im Zimmer sitzen. Leise fragte ich: „Wer ist da?“ Es war Heike, was mich anfangs sehr beruhigte. Aber dann fing ich an zu weinen. All das Erlebte kam wieder hoch. Ich fühlte mich so verraten. Heike setzte sich zu mir auf mein Bett, nahm meine Hand und versuchte, mich zu beruhigen: „Alles wird gut, Marianne.“ Ich glaubte ihr nicht. „Was wird wieder gut Heike? Was? Meine Gesundheit? Meine Figur? Meine Ehe? Mein Leben? Ich glaube, nichts von alldem wird wieder gut. Am liebsten wäre ich tot.“ Das meinte ich auch so.

Heike umarmte mich. Sie sagte, dass es so nicht weitergehe und ich Hilfe brauche. Ich warf ihr vor, dass sie jetzt auch noch damit anfange. Ich habe doch schon so oft Hilfe gesucht – mit welchem Erfolg? Aber Heike sagte nur lapidar, dass es nicht ums Abnehmen ging. Sondern um Hilfe für meine Psyche.

Im ersten Moment war ich wütend. „Ach so, jetzt habe ich also noch eine Meise? Das wird ja immer schöner.“ Sie ließ sich aber nicht aus der Ruhe bringen. „Du verstehst mich falsch. Du hast

Probleme, die du nicht selbst lösen kannst. Was nutzt dir ein Therapeut, der dich mit Tabletten vollstopft? Du brauchst einen, der mit dir redet, der deine Probleme durchleuchtet und mit dir einen Weg findet."

Ich beruhigte mich. Ja, Heike hatte recht. Ich überlegte eine Weile und sagte ihr, dass ich keinen Therapeuten kenne außer dem, bei dem ich bislang die Antidepressiva bekam. Kein Problem, sie würde mir bei der Suche nach einem anderen Therapeuten helfen. Die Aussicht auf Hilfe und Unterstützung von Heike ließ mich beruhigt wieder einschlafen.

Am nächsten Morgen wurden einige Untersuchungen mit mir angestellt. Doch ohne Befund. Ich war, bis auf mein Übergewicht und meine Rückenprobleme, gesund. Vermutlich sei das alles psychisch, meinte Dr. Hagedorn. Als er mich auf mein Übergewicht ansprach, blockte ich gleich ab und sagte ihm, dass ich über dieses Thema nichts mehr hören wolle. Aber der Arzt ließ nicht locker und empfahl mir wegen meiner Essstörung einen Aufenthalt in einer Klinik für adipöse Menschen mit begleitender Psychotherapie. Ich sagte zu allem „Ja", nur um meine Ruhe zu haben. Nach zwei Tagen und noch mehr Untersuchungen, immer noch ohne Befund, wurde ich entlassen.

Ich sagte Martin, dass ich nicht von ihm abgeholt werden wolle. Er reagierte zwar erstaunt, aber akzeptierte es. Heike erwartete mich im Foyer mit einem riesigen Strauß bunter Frühlingsblumen. Sie fragte mich, was ich nun tun wollte. Ich wusste es nicht. Viele Stunden hatte ich im Krankenhaus darüber gegrübelt, aber keine Antwort gefunden. Beherzt schlug sie vor, mich nach Hause zu fahren, damit ich dort ein paar Sachen einpacken könne. Danach solle ich eine Weile bei ihr wohnen, bis ich Klarheit habe. Aber das wollte ich nicht. Ich wollte sehen, wie Martin mir ins Gesicht log, wollte wissen, was er sich alles einfallen ließ, um sein Lügengerüst aufrechtzuerhalten. Wie lange betrog er mich schon? War diese Frau ebenfalls verheiratet? Ahnte unser Sohn etwas?

Es würde schwer werden, aber ich wollte unbedingt ein klärendes Gespräch. Heike fuhr mich nach Hause. Martin war nicht da, die Wohnung still und verlassen. Wehmütig dachte ich an unseren Hund, der mich früher immer stürmisch begrüßte und nun schon seit einigen Jahren nicht mehr lebte. Ich vermisste ihn. *Er* war mir immer treu gewesen. Als ich noch einmal einen Hund anschaffen wollte, war Martin dagegen. Er behauptete, dass ein Hund zu viel Arbeit mache. Doch für wen? Doch nur für mich. Ich hätte mich mit ganzem Herzen um einen Vierbeiner gekümmert. Doch ich setzte mich nicht durch. Warum? Wieso habe ich immer klein beigegeben? In mir stieg eine leise Wut hoch. Ich merkte plötzlich, wie Martin mein Leben regelte und ich brav diese Regeln befolgte. *Ich blöde Kuh,* schimpfte ich mit mir.

In der Küche traf mich, gelinde gesagt, fast der Schlag. Berge von Geschirr türmten sich in der Spüle, auf der Arbeitsplatte und auf der Küchentheke. Ich starrte vor mich hin und überlegte krampfhaft, was ich tun sollte. Das Telefonklingeln riss mich aus meinen Gedanken. Martin war dran. Wie es mir gehe, fragte er mich. Mein Gott, wie scheinheilig. Ich sagte ihm, dass ich müde sei, und er meinte, dass sich das gut treffe. Er fahre, leider, noch heute Abend nach Berlin. Wegen des Geschäftsleiter-Meetings, ich wisse doch. Ich wusste natürlich nichts und sagte ihm das. Er seufzte nur und bat mich, ihm schnell ein paar Sachen für drei Tage einzupacken. In diesem Moment ritt mich der Teufel und ich fragte Martin, ob ich mit nach Berlin fahren dürfe, mir würden ein paar Tage Erholung und Tapetenwechsel gut tun. Daraufhin wurde er sichtlich nervös, ich konnte hören, wie er nach Luft schnappte. Aber er hatte sich schnell im Griff und erklärte, dass dies nicht ginge, überhaupt sei er sicher von morgens acht Uhr bis spät in die Nacht im Meeting. Ich solle mich doch besser zuhause erholen und nicht in einer hektischen Stadt. Schluss, aus. Ich solle die Reisetasche packen, und er käme gegen sechs Uhr abends nach Hause, um sie zu holen. Dann legte er auf. Eigentlich wunderte ich mich nicht. Mir wurde bewusst, dass es immer so ablief. Immer. Martin bestimmte alles, meine Bedürfnisse zählten nicht. Ganz einfach. Warum zum Geier war mir das früher nie aufgefallen?

Niedergeschlagen rief ich Heike an und erzählte ihr von dem Anruf. Heike wurde energisch und sagte mir, dass *sie* jetzt ausnahmsweise mal über mich bestimmen würde, weil sie sich dieses Drama nicht länger anschauen wolle. Sie hole mich in einer Stunde ab, bis dahin sollte ich ein paar Sachen eingepackt haben. Danach würde ich für eine Weile bei ihr wohnen. Und ich solle auf keinen Fall die Reisetasche für Martin packen und auch nicht die Küche aufräumen. Überhaupt keinen Handschlag mehr tun.

Ich war einverstanden. Nachdem ich meine Sachen gepackt hatte, ging ich noch einmal durch die Wohnung. Das Bad war dreckig, schmutzige Wäsche türmte sich überall. In unserem Schlafzimmer sah es furchtbar aus. Plötzlich überlegte ich, ob ich in unserem Ehebett nach den Haaren der anderen Frau suchen sollte, entschied mich aber gleich wieder dagegen. Das Zimmer unseres Sohnes war ordentlich wie immer. Oliver wohnte momentan in München, er hatte gleich nach seinem Abi ein Studium als Flugzeugtechniker am Flughafen München begonnen und kam nur noch selten nach Hause. Er wollte sich sowieso ein wenig abnabeln.

Bevor ich zu sentimental werden konnte, hörte ich Heike vor der Haustür hupen. Ich eilte hinunter, steckte vorher noch meine Geldbörse, mein Handy, meinen Ausweis und meinen Schlüssel in die Tasche. Nachdem ich Heike begrüßt hatte, schlug sie mir vor, ihr mit meinem Auto zu folgen. Das war eine gute Idee, mein Auto könnte ich sicherlich noch gut gebrauchen. So fuhr ich in meinem Smart Heike hinterher, hinaus aufs Land, wo sie und Heiko, eine knappe Stunde von Hamburg entfernt, in einem hübschen, kleinen Nest wohnten. Sie hatten sich dort vor Jahren eine altes Schulgebäude gekauft und umgebaut. „Für den Nachwuchs“, hatte Heiko damals liebevoll zu Heike gesagt. Aber sie bekamen keine Kinder. Ich bewunderte beide dafür, dass sie es einfach akzeptierten. Heike sagte immer, dass der liebe Gott eine andere Aufgabe für sie habe. Auf ihrem Grundstück führten sie eine „Auffang-Station“ für

Tiere, eine Art Tierheim. Sie waren auf diese Weise „Eltern“ von zwölf Katzen, acht Hunden, einer Menge Hamster, vier Pferden, zwei Eseln und einem Hausschwein. Ich freute mich auf die Tiere, ich fühlte mich in ihrer Nähe sehr wohl. Heiko hatte den Lehrerberuf vor Jahren aufgegeben und den Beruf des Tierheilpraktikers erlernt.

Nachdem ich mich im Gästezimmer häuslich eingerichtet hatte, setzten wir uns in den Garten, in den Schatten einer riesigen Kastanie. Heike zeigte mir eine Liste mit einer Menge an Psychotherapeuten, die sie im Internet gefunden hatte. Sie begann, einen nach dem anderen anzurufen, um einen Termin für mich zu vereinbaren. Das erwies sich als sehr schwierig. Entweder hörten wir ein Band, auf dem mitgeteilt wurde, dass momentan keine neuen Patienten aufgenommen werden, oder man teilte uns eine Wartezeit von einem dreiviertel Jahr mit.

„Wenn sich also jemand umbringen will und auf Hilfe hofft, muss er bitte noch ein dreiviertel Jahr warten. So sieht es aus“, stellte Heike mit Galgenhumor fest. Ich glaube, Heike hatte bereits mindestens zwanzig Therapeuten angerufen, bis sie resigniert aufgab.

Langsam wurde ich wieder ganz hoffnungslos. Ich hatte mich inzwischen schon auf einen Gesprächstermin gefreut. Ja, ich brauchte Hilfe, das war mir inzwischen klar. Und zwar nicht, um abzunehmen. Sondern um psychisch wieder auf die Beine zu kommen. Ich wollte keinen Therapeuten, der mich mit Antidepressiva vollpumpt, sondern einen, der mir zuhört und Lösungen findet.

Wir erzählten Heiko von unseren vergeblichen Bemühungen. Er schlug vor, es mal bei einem Heilpraktiker für Psychotherapie zu versuchen. Ich hatte keine Ahnung, was das ist. Heiko sagte uns, er hätte viel darüber gelesen. Diese Heilpraktiker seien speziell auf dem Gebiet der Psychotherapie ausgebildet und hätten nichts mit medizinischen Heilpraktikern gemein. Der Vorteil wäre, dass sie nicht kassenzugelassen seien und somit freier bestimmen könnten, mit welchen Therapien neben den „klassischen“ psychotherapeutischen Maßnahmen sie dem Patienten helfen. Mir gefiel die Idee. Heiko druckte mir eine neue Liste mit entsprechenden Adressen aus. Ich nahm die Liste in die Hand und überflog die Namen. Aus irgendeinem bestimmten Grund blieb ich bei *Evelyne Augustin* hängen. Ich nahm Heikes Mobiltelefon und wählte die Nummer. Als Evelyne dran war, wusste ich plötzlich nicht mehr, was ich sagen sollte, und stotterte herum. Ich dachte: Bestimmt hält sie mich für geistig umnachtet. Aber sie war ganz freundlich und fragte mich, ob ich zu einem Erstgespräch in ihre Praxis kommen möchte, damit wir einander kennenlernen können. Ich hätte dann die Möglichkeit, ihr meine Probleme zu schildern, und sie werde mit mir gemeinsam überlegen, wie wir daran arbeiten könnten. Sie klärte mich noch über die Kosten auf, da es sich um eine Privatpraxis handelte. Danach könnte ich mich entscheiden, ob ich die Therapie bei ihr beginnen wolle oder nicht.

Das gefiel mir alles. Ich fühlte mich nicht eingeengt und konnte selbst über mich und meine Zukunft bestimmen. Ich sagte ihr also, dass ich das Erstgespräch gern mit ihr führen wollte, und sie konnte mir noch einen Termin in drei Tagen geben.

Evelyne

Die Wahrheit – und eine Chance

„Die Bombe ist geplatzt." Marianne wird auf eine sehr unschöne Art und Weise mit der Wahrheit konfrontiert. Sie muss nicht nur die Demütigungen ihres Umfeldes ertragen, sondern auch eine weitere Demütigung durch ihren Mann. Sie erfährt, dass er seit vielen Jahren eine Geliebte hat. Genauso schwer wie der Betrug wiegt aber auch die Unehrlichkeit. Marianne wird nicht nur als (Ehe-)Frau abgewertet (nicht zuletzt durch die hämischen Kommentare von Ehemann und Geliebter zu ihrem Gewicht), sondern sie ist es nicht *wert*, die Wahrheit zu erfahren.

Gleichzeitig zweifelt sie an ihrer eigenen Wahrnehmung. Warum bemerkte sie nichts? Ihre Gefühle schwanken zwischen Wut, Verbitterung und Selbstzweifel. Und natürlich fragt sie sich: „Was hat die andere Frau, was ich nicht habe?“ Sie kennt die Antwort, die gleichzeitig Teil des Problems ist. Marianne ist dick, die andere Frau nicht. Doch Martin hat sie all die Jahre glauben lassen, dass das so in Ordnung ist. Warum? Möglicherweise hat er Marianne mit der Wahrheit „verschont“ – aus Respekt ihr und dem gemeinsamen Sohn gegenüber? Vielleicht wollte er Marianne nicht verletzen und hat sie aus diesem Grund belogen?

Tatsächlich kann manchmal eine Affäre eine Beziehung retten. Voraussetzung ist, dass die Liebe zueinander noch groß genug ist. Dann haben beide Partner die Chance zu prüfen, was sie dazu bewog, eine Affäre einzugehen. Was ihnen in der Beziehung fehlt. Was sie ändern können. Beide könnten erkennen, dass derjenige, der fremdgeht, sich nur das „holt“, was er in der eigenen Beziehung vermisst. Doch in Mariannes Ehe war niemals die Rede von Liebe, sondern es war von Anfang an eine Zweckgemeinschaft. Nun hat sie die Chance, aus dieser schmerzhaften Erkenntnis bzw. Erfahrung zu lernen – und zu sich selbst zurückzufinden.

Wie unser Körper auf Belastung und Überforderung reagiert

Mariannes Nervenzusammenbruch ist das Ergebnis all dieser Dinge, die Marianne widerfahren sind und die sie nicht mehr allein aufarbeiten kann. Eigentlich ist es ein Hilfeschrei. Der *Nervenzusammenbruch* ist ein nicht-klinischer Begriff. Er kann durch eine plötzliche, aber auch durch eine chronische Belastungs- oder Überforderungssituation entstehen. Man wird durch einen solchen Zusammenbruch nicht „verrückt“, auch werden die Nerven nicht wirklich geschädigt. Im Grunde ist er ein Signal des Körpers, das von einem Therapeuten richtig verstanden werden muss. Er ist ein Zeichen, dass etwas Fundamentales nicht in Ordnung ist. Es gibt körperliche Vorboten, die auf einen solchen Zusammenbruch hinweisen: Schlafstörungen, beschleunigte Puls- und Atemfrequenz, Magen-Darm-Beschwerden, Schwindel, Verspannungen, Niedergeschlagenheit, Verzweiflung. Marianne behauptete im Nachhinein, sie hätte diese Symptome nicht gehabt. Aber hat sie sie vielleicht gar nicht wahrgenommen? Sie verdrängt, weil sie mit den ständigen seelischen Verletzungen genug zu tun hatte?

Was wäre jetzt wichtig? Marianne müsste erst einmal aus ihrem gewohnten Umfeld heraus. Sich eine Auszeit gönnen und versuchen, alles aus neutraler Perspektive zu betrachten, ihre eigenen Ressourcen, ihre Kraft, ihren Mut wiederzuentdecken. Sie müsste verbalisieren, was sie bedrückt. Doch sie schweigt.

8. Diesmal kann ich es schaffen

Marianne

Die drei Tage bis zum ersten Gespräch mit Evelyne verliefen ruhig. Von Martin hörte ich nichts, er war anscheinend noch in Berlin (oder woanders?). Vermutlich war er erbost darüber, dass ich weder die Reisetasche gepackt noch den Saustall zu Hause aufgeräumt hatte. Dass ich ausgezogen war, hatte er vielleicht noch gar nicht mitbekommen.

Am Nachmittag fuhr ich mit Heike zu Evelyne. Wir besprachen, dass Heike im naheliegenden Café des Kaufhauses auf mich warten sollte. Ich war sehr gespannt, was mich erwartete. Auf dem Praxisschild konnte ich lesen, dass sie ebenfalls Hypnosetherapeutin und Ernährungsberaterin war. Ein kleiner Zweifel meldete sich. Auf das Wort *Ernährungsberater* reagierte ich inzwischen allergisch, aber ich beschloss, erst einmal abzuwarten. Ich ging ja heute kein Risiko ein, es war nur ein Erstgespräch.

Als mir Evelyne öffnete, war ich zunächst überrascht. Irgendwie hatte ich sie mir anders vorgestellt. Möglicherweise dünner und nervöser, wie Frau Sander von der letzten Ernährungsberatung. Hier begegnete mir stattdessen eine strahlende und einfach nur positiv wirkende Frau.

Sie gab mir die Hand und bat mich in ihre hübsch eingerichtete Praxis. Ich fühlte mich eigentlich gleich wohl bei ihr. Sie fragte mich, ob ich Wasser, Kaffee oder Tee wolle, und ich nahm gerne ein Glas Wasser an. Da ich nicht wusste, wie und wo ich anfangen sollte, stellte sie mir ein paar Fragen, damit ich in mein Thema hineinfand. Ich sagte ihr, dass ich zwei Probleme habe: erstens mein Übergewicht und zweitens meinen Mann, der mich betrügt.

Evelyne

Marianne erzählte mir von den beiden Nervenzusammenbrüchen, von den alltäglichen Gemeinheiten und Demütigungen und auch von dem Moment, als sie ihren Mann mit seiner Geliebten in der Boutique sah. Ich hörte konzentriert zu. Nachdem Marianne sich eine dreiviertel Stunde lang alles von der Seele geredet hatte, nahm ich kurz den Bogen der Erzählung wieder auf und wiederholte in ein paar Sätzen, was Marianne zu mir gebracht hatte. Sie sollte vor allem erfahren, dass ihr endlich jemand zuhört und sie versteht.

Ich schlug ihr folgende Vorgehensweise vor: Damit ich mir ein Bild machen konnte, wie sie zum Übergewicht und zur Lebenskrise kam, wollte ich eine eingehende Anamnese durchführen. Das bedeutete auch, Mariannes Kindheit und Jugend zu durchleuchten sowie ihre Entwicklung bis heute nachzuvollziehen.

Weiterhin schlug ich ihr eine Ernährungsberatung vor. Ich konnte sehen, wie sie bei diesem Wort zusammenzuckte. Sie sagte mir, dass sie keinen Sinn darin erkennen könne. Sie habe schon viele Ernährungsberatungen hinter sich, alle mit dem gleichen Ergebnis, nur anders verpackt. Ich fragte sie daraufhin nur, ob sie glaube, dass alle Menschen den gleichen Stoffwechsel haben? Sie war anscheinend über die Frage etwas verblüfft und antwortete zögernd mit „nein“. Ihre große Schwester sei ja schließlich nur am Futtern und trotzdem spindeldürr.

Daraufhin erklärte ich ihr, dass sich meine Beratung nach ihrem Stoffwechsel richte. Nicht nach dem Stoffwechsel der hübschen, schlanken Frau auf der Titelseite einer Frauenzeitschrift, sondern nach ihrem eigenen. Der Grundgedanke ist dieser: Wenn man nicht die optimale Menge an Kohlenhydraten, Eiweiß und Fett zu sich nimmt, verstoffwechselt der Körper etwa 60 bis 70 Prozent, den Rest lagert er unter anderem als Fettdepot ein. Isst man aber Kohlenhydrate, Eiweiß und Fett in der für den eigenen Stoffwechsel richtigen Zusammensetzung, verstoffwechselt der Körper weitestgehend alles und speichert kaum etwas in den Fettdepots.

Ich erklärte Marianne, dass ich bei ihr eine sogenannte Stoffwechselanalyse nach dem Prinzip des *Metabolic Typing*, eine Ernährungsform, die den persönlichen Stoffwechsel berücksichtigt, durchführen wolle und dass sie entsprechend ihres Grundumsatzes genug essen müsse. Ich spürte förmlich, wie Marianne bei diesen Worten aufhorchte und mir noch interessierter zuhörte. Wir vereinbarten den Termin für die erste Sitzung.

Marianne

Ich war regelrecht „Feuer und Flamme“ und verließ voller (neuer) Hoffnung die Praxis von Evelyne. Aufgeregt lief ich in das Kaufhaus, wo Heike auf mich wartete, um ihr von dem Gespräch zu berichten. Vor allem die stoffwechseltypgerechte Ernährungsberatung interessierte sie sehr, und sie beschloss, auch einen Termin mit Evelyne zu vereinbaren. Heike hatte mittlerweile ein „Kampfgewicht“ von 140 Kilo.

Von Martin hörte ich nichts, überhaupt nichts. Mittlerweile musste er mitbekommen haben, dass ich ausgezogen war. War es ihm egal? Wie viel bedeutete es ihm? Ich könnte theoretisch tot im Straßengraben liegen, dachte ich mir. Er suchte mich ja noch nicht einmal. Aber irgendwie wurde mir bewusst, dass es mich nicht sonderlich berührte. Es war nur seltsam.

Heike gab zu bedenken, dass Martin nicht wisse, wo ich sei. Aber schließlich hatte ich doch mein Handy dabei – er hätte ja nur anrufen müssen. Vielleicht hatte er einen Unfall gehabt? Ich wurde unruhig und wollte vor dem nächsten Termin bei Evelyne noch zuhause vorbeischauen, um Näheres zu erfahren. Aus welchem Grund auch immer hatte ich ein schlechtes Gewissen. Was sollte Martin von mir denken? Wir waren ja schließlich verheiratet, er hatte ein Recht darauf, zu erfahren, wo ich bin.

Ich parkte den Smart vor unserem Haus. Martins Auto war nicht da. Ich betrat unser Haus und dachte nur: Seltsam, alles wie vor einer Woche. Der Briefkasten quoll über. Küche, Bad und Schlafzimmer versanken unverändert im Chaos. Ein mulmiges Gefühl beschlich mich. Vielleicht hatte Martin wirklich einen Unfall gehabt? Es war jedenfalls offensichtlich, dass nach meinem Auszug niemand mehr das Haus betreten hatte. Mein schlechtes Gewissen meldete sich wieder. Ich holte die Post aus dem Briefkasten und ging damit ins Arbeitszimmer. Ich fand jedoch nichts, was einen Hinweis auf Martins Verbleib beinhaltete. Ich sah mich hilflos im Arbeitszimmer um und bemerkte ein gelbes Blatt Papier, das an den Bildschirm unseres PC geklebt war. Schon von weitem erkannte ich Martins Handschrift. Mit zitternden Händen entfernte ich das Blatt vom Bildschirm.

Martin schrieb:
Hallo Marianne,
sicher wunderst du dich, dass ich dich mehrere Tage ohne Nachricht von mir lasse. Mir ist klar, dass es feige von mir ist. Doch ich bringe es nicht fertig, dir in die Augen zu sehen. Wir hatten keine berauschende Ehe, das weißt du selber, und wirklich geliebt haben wir uns nicht. Aber wir haben viele Jahre miteinander verbracht und du verdienst es nicht, auf diese Art und Weise von mir abserviert zu werden. Doch ich kann nicht anders. Jetzt, wo Oliver flügge ist, muss ich dir sagen, dass ich es zuhause nicht mehr aushalte. Und das schon lange. Als ich vor etwa elf Jahren Vanessa kennenlernte, wurde mir klar, dass ich dich nie geliebt habe, nur respektiert. Du bist ein guter Mensch, ein guter Kamerad – mehr nicht. Wenn ich jetzt schon bei der Wahrheit bin, muss ich auch sagen, dass ich dein Äußeres nicht mehr ertragen kann. Du bist nett und lieb, meine Frau, die Mutter unseres Sohnes, und doch ekelt dein Anblick mich an. Es fällt mir schwer, dir das zu schreiben, dir das anzutun.

Am Anfang fand ich es prima, dass du immer dicker wurdest. So war ich mir sicher, dass kein anderer Mann dich haben wollte. Aber irgendwann wurde es mir zu viel und dann lief mir Vanessa über den Weg.

Zwischen uns stimmt einfach alles. Als ich dieser Tage in Berlin ohne Vanessa war, wurde mir klar, dass ich ohne sie nicht mehr leben will. Daher schreibe ich dir diesen Brief, der dich sicherlich schockieren wird. Aber du hast es verdient, nicht weiter belogen zu werden.

Du hörst über meinen Scheidungsanwalt von mir. Natürlich werde ich dafür sorgen, dass du finanziell abgesichert bist. Du hast mir zuliebe keinen Beruf gelernt, sogar das Studium für unseren Sohn abgebrochen. Ich wünsche dir viel Glück in deinem Leben.
Martin

Ich starrte minutenlang auf diesen Brief, bis ich begriff, was darin stand. Das war die Bestätigung und eine Ohrfeige in einem. Es war die Bestätigung, dass ich ein widerlich anzusehender Mensch war. *Ich ekele ihn an …* Ich brach nicht in Tränen aus. Vermutlich stand ich unter Schock. Ich erkannte, dass alles wie immer war. Ich war diejenige, die alles abbekam. Es hörte nie auf. Mein Zuhause, meine Ehe – hier hatte ich mich sicher und geborgen gefühlt. Jetzt war alles endgültig zerstört. Wenn Martin doch nur eine *Affäre* mit diesem Weib hätte, die ich ihm irgendwann verzeihen könnte ... Aber nein. Keine Hoffnung mehr. Geschockt schaute ich weiter auf den Brief. Seit elf Jahren hat er eine Geliebte und ich blöde Kuh habe nie etwas bemerkt. Warum?

Ich brach nicht zusammen, sondern nahm den Brief, faltete ihn sorgfältig zusammen und verließ das Zimmer. Ich lief ins Schlafzimmer zurück, stopfte noch ein paar meiner Klamotten in eine Reisetasche und verließ dann unser Haus. *Unser Haus ...* Wie lange war es noch unser Haus? Was kam jetzt alles auf mich zu? Ich beschloss, Ruhe zu bewahren und erst einmal meinen nächsten Termin bei Evelyne wahrzunehmen.

Evelyne

Als ich die Tür öffnete, merkte ich sofort, dass etwas nicht stimmte. Als ich sie fragte: „Oh weh, was ist denn passiert?", brach sie in Tränen aus. Ich führte sie gleich ins Behandlungszimmer, gab ihr ein Glas Wasser und ließ sie weinen. Es dauerte eine Weile, bis sie sich beruhigt hatte. Als sie nur noch hin und wieder aufschluchzte, frage ich leise: „War das Wut? Oder Trauer?" Sie schaute mich an, überlegte und sagte: „Beides." Sie gab mir den Brief ihres Mannes zu lesen. Ich fragte sie nach ihren Gefühlen. Im gemeinsamen Gespräch fanden wir heraus, dass es nicht nur Wut und Trauer waren, sondern auch Enttäuschung, verletzter Stolz und die Erkenntnis, dass ihr Mann sie missachtete.

Marianne

Das Gespräch half mir sehr. So konnte ich mich wieder ein bisschen sammeln und die Dinge ein wenig strukturieren. Ich nahm mir vor, mein Leben endlich selbst in die Hand zu nehmen und mithilfe von Evelyne Einiges zu verändern. Als ich heraus auf die Straße trat, fühlte ich plötzlich Vorfreude, Vorfreude darauf, jetzt mein Leben zu leben. *Mein* Leben! Nicht das von Martin. Nicht das von Oliver. Nicht das von meinen Eltern. Nein – *mein Leben.* Diesmal konnte ich es schaffen, davon war ich überzeugt.

Ich fuhr wieder zu Heike, in mein „Übergangs-Zuhause". Ich hatte viel zu erzählen. Es war ein herrlicher Tag, und so setzten wir uns hinter das Haus in den Schatten der mächtigen Kastanien, beobachteten die Tiere und machten es uns mit Salzstangen, Erdnüssen, Käse, Oliven und jeder Menge Rotwein gemütlich. Ich war so dankbar, dass Heike meine Freundin war. Sie ergriff natürlich meine Partei und verfluchte Martin. Aber ich suchte, treudoof wie ich war, den Fehler bei mir. Ich war es doch, die so fett und eklig geworden war. Was konnte Martin dafür?! Heike war entsetzt über meine Einstellung und sagte nur, es wäre gut, dass ich jetzt meine Therapie bei Evelyne begann und dass es mir sicher helfen würde, die Dinge zu verstehen und aus einer anderen Perspektive wahrzunehmen. Als Heike erfuhr, dass ich morgen den Termin für die Stoffwechseltypisierung hatte, griff sie gleich zum Hörer und rief Evelyne an, um zu fragen, ob sie mitkommen könnte. Irgendwie war es mir ein bisschen peinlich. Evelyne hatte mir für den nächsten Abend um sechs Uhr einen Termin gegeben, weil ich es nicht erwarten konnte, endlich damit zu beginnen, meine Ernährung vernünftig umzustellen. Wenn nun Heike mitkam, hatte die arme Frau nicht vor neun Uhr Feierabend. Aber sie schien das nicht zu stören. So ließen wir es uns an dem Abend schmecken. Wer weiß, was wir morgen erfuhren? Ob sich das Futtern überhaupt noch lohnte, fragte Heike kichernd. Mir war eigentlich alles egal. Ich hatte alles verloren. Wovor sollte ich mich noch fürchten?

Als ich am nächsten Tag aufstand, war ich aber plötzlich doch unruhig. Ich wusste, dass ich was ändern musste, doch ich wusste nicht was. Ob ich das alles schaffen würde? Ich stellte mich auf die Waage. Bestimmt würde mich Evelyne heute Abend nach meinem Gewicht fragen – so kannte ich das ja. Mich traf der Schlag: Ich wog 160 kg. Ich versuchte, mein Mammut-Gewicht gelassen zu sehen, und frühstückte erst einmal – wie immer einen halben Becher Magerjoghurt, dazu eine Banane, einen Apfel, Rosinen und Haferflocken. Als Heike schlurfend die Küche betrat, fragte ich sie, ob sie mit mir zum Frisör gehe. Die Idee gefiel ihr und so zogen wir eine Stunde später los. Wir hatten beschlossen, den Tag zu genießen und es uns gut gehen zu lassen.

Verlustängste – Ursachen und Therapiewege

Marianne erleidet einen Verlust, der sie aus der Bahn wirft. Wir alle haben übrigens Verlustängste. Diese sind Bestandteil unseres Lebens und nicht zu umgehen. Wir können aber lernen, mit ihnen *umzugehen*. Ich beobachte immer wieder Patienten mit Verlustangst, die panisch reagieren, obwohl noch kein Verlust eingetreten ist. Das betrifft vor allem Beziehungen zu anderen Menschen, die unter Verlustängsten enorm Schaden nehmen können. Je intensiver und wichtiger eine Beziehung ist, umso mehr fürchten wir, sie zu verlieren. Unter Umständen kommen Eifersucht und Misstrauen hinzu. Menschen mit großer Verlustangst fühlen sich nicht mehr attraktiv oder gut genug für den Partner, die Angst beherrscht ihr Denken und Handeln. Sie vergleichen sich mit anderen und schneiden dabei oftmals schlecht ab, sodass andere Menschen als ernsthafte Konkurrenz gewertet werden. Um den Partner zu halten, lassen sie sich nicht selten sehr viel einfallen. Sie klammern. Sie fragen den Partner immer wieder, ob er sich in der Beziehung noch wohl fühlt, ob er sie liebt. Im nächsten Schritt wird der Partner kontrolliert oder es wird ihm mit einem grundsätzlichen Misstrauen begegnet. Es gibt auch Menschen, die ihre eigene Persönlichkeit völlig aufgeben und sich nur noch am Partner orientieren. Sie beobachten penibel, was ihm gefallen könnte, und nicht selten verstellen sie sich komplett, um so zu sein, wie er es sich wünscht – ihrer Meinung nach. Im Extremfall wird dem Partner damit gedroht, sich etwas anzutun. Unbewusst kann eine Verlustangst sogar dazu führen, immer dicker zu werden: „Schau, ich werde immer mehr – beachte mich doch endlich."

Die Ursache für Verlustangst kann bereits in der Kindheit entstehen. So verknüpfen zum Beispiel Scheidungskinder, denen der Kontakt zu einem Elternteil schmerzhaft fehlt, eine enge Beziehung grundsätzlich mit Schmerzen. Oder sie werden „überbehütet" und damit zur Unselbstständigkeit erzogen. Als Erwachsene sind sie dann auf andere Menschen angewiesen, um überleben zu können.

Auch in späteren Jahren kann Verlustangst entstehen. Zum Beispiel, wenn der Partner sich scheiden lassen oder trennen will. Damit wird nicht nur das Vertrauen in den Partner erschüttert, sondern auch das *Selbst*vertrauen. Wenn die seelischen Belastungen dann in „Frust-Fress-Attacken" enden, ist das nächste Problem gleich vorprogrammiert.

Die Verlustangst geht also meist mit einem geringen Selbstwertgefühl einher. Man glaubt, das Leben nicht allein meistern zu können. Mit einer solchen Einstellung wird jedoch dem Partner auch viel Macht gegeben.

Doch wie kann man Verlustängste überwinden? Das ist kein leichter Weg, auf dem oftmals therapeutische Hilfe benötigt wird. Es hat aber Sinn, nach den Ursachen zu suchen. Wann haben wir erstmals diese Angst gespürt? Wie waren die Erfahrungen? Was ist daraus entstanden? Welche Überzeugungen und Einstellungen begleiten uns im Leben?

Im Alltag ist es wichtig, die Dinge positiv zu sehen. Anstatt nach Signalen zu suchen, die auf einen Verlust hinweisen könnten, machen Sie sich bewusst, wie gut es Ihnen geht. Sollte es Ihnen und Ihrer Partnerschaft nicht gut gehen, denken Sie daran, dass zu einem Beziehungsverlust in der Regel immer zwei Menschen gehören. Was haben Sie beigetragen? Klammern Sie? Kontrollieren Sie? Sind Sie misstrauisch? Quälen Sie Ihren Partner mit unbegründeten Eifersuchtsszenen?

Marianne tat gut daran, eine Therapie zu beginnen. Ihre seelischen Probleme beeinträchtigten schon jahrelang ihre Lebensqualität. Alleine kam sie aus dieser Krise nicht mehr heraus, der Leidensdruck war zu hoch. Sie entschloss sich, nicht in den unglücklichen Umständen zu verharren, sondern sie zu verändern. Es gab mehrere Problemfelder, die miteinander verschränkt waren und aufgearbeitet werden mussten: ihre Kindheit, ihre Essstörungen, ihr geringes Selbstwertgefühl, das Ende ihrer Ehe – um nur einige zu nennen.

Viele Menschen lehnen eine Therapie ab. Sie wollen etwas Vertrautes nicht loslassen, wie beispielsweise alte Gefühle oder Denk- und Verhaltensmuster. Plötzlich sollen sie sich mit sich selbst, mit neuen Sichtweisen beschäftigen und etwas verändern. Das kann unter Umständen schwer sein oder sogar richtig weh tun. Es bedeutet, sich Dinge wieder bewusst ins Gedächtnis zu holen, sich mit „Altlasten" zu beschäftigen oder – schlimmer noch – zuzugeben, etwas „falsch" gemacht zu haben, Probleme zu haben. Doch – so meine Erfahrung – beginnen solche Menschen erst ihre Therapie, so stellt sich bei ihnen oft eine schnelle Erleichterung ein. Erleichterung darüber, zu reden, den Druck loszulassen, sich zu befreien, neue Perspektiven zu erkennen, Gefühle zuzulassen, Lösungen zu sehen und umzusetzen, sich wieder etwas zutrauen zu können, etwas zu verändern – ein tolles Gefühl.

Siebzehn Diätlügen

Es gibt eine große Zahl von Diätlügen, die unbedingt aufgeklärt gehören. Bitte halten Sie sich nicht an irgendwelche Empfehlungen von „Experten" z.B. in Frauenzeitschriften, sondern durchleuchten Sie kritisch die Dinge, die behauptet werden. Sie werden bestimmt schon einige Diätlügen kennen. Ich habe hier einfach einmal die gängigsten herausgesucht und werde Ihnen sagen, was dahintersteckt.

Diätlüge 1: Low-Carb macht dauerhaft schlank

Bestimmte Diäten, wie beispielsweise die Atkins- oder Eier-Diät, setzen auf kohlenhydratarme und fettreiche Ernährung. Mit diesen Diäten kann man zwar gut abnehmen, aber sie sind extrem ungesund. So werden vor allem viele „schlechte Fette" (Wurst, wurstähnliche Produkte) gegessen, und es ist sehr schwer, nach dieser Diät wieder ein normales Essverhalten aufzubauen. Viele Patientinnen berichteten mir, dass sie nach einer Atkins-Diät wieder sehr schnell zugenommen haben.

Diätlüge 2: FdH ist die beste Abnehm-Methode

FdH oder „Friss die Hälfte" bedeutet, die tägliche Kalorienmenge soll einfach halbiert werden. Essen Sie jedoch immer weniger Kalorien als Ihr Grundumsatz es befiehlt, wird sich der Jo-Jo-Effekt sehr schnell melden. Außerdem: Eine halbe Menge Essen bedeutet auch eine halbe Menge an Nährstoffen (Vitamine, Mineralien, Ballaststoffe, Spurenelemente und Enzyme). In unseren natürlichen Lebensmitteln sind heute weniger Nährstoffe als noch vor einigen Jahren. Diese noch zu halbieren, könnte schnell eine Mangelernährung zur Folge haben.

Diätlüge 3: Durch Light-Produkte spart man Kalorien

Das Angebot reicht von Limonaden über Margarine, Butter und Milchprodukte bis hin zu Wurst oder Snacks. Diese Produkte haben zwar weniger Kalorien, weil sie weniger Fett haben. Aber gerade deswegen sättigen sie schlechter – die Folge: man isst mehr. Hinzu kommt: Damit der Fettentzug geschmacklich ausgeglichen wird, werden Zusatzstoffe und verschiedene Zuckerarten hinzugefügt (siehe auch Seite 19 f.).

Diätlüge 4: Durch Sport nimmt man garantiert ab

Sport ist wichtig, vor allem aus gesundheitlichen Gründen. Wer regelmäßig Sport treibt, beugt Herz-Kreislauf-Erkrankungen vor, stärkt das Immunsystem, hat weniger Rücken- oder Gelenkschmerzen. Die Liste der positiven Effekte ist lang.

Auch verbrennt man beim Sport natürlich Kalorien. Aber: Nur durch Sport abzunehmen, dürfte schwierig werden. Mit einer halben Stunde Joggen verbrennen Sie nur ein paar Kalorien. Sinnvoller ist da schon ein Ausdauertraining in Kombination mit einer Ernährungsumstellung nach Ihrem persönlichen Stoffwechsel. Dabei ist wichtig: Essen Sie nicht weniger Kalorien als Ihr Grundumsatz verlangt, aber weniger Kalorien als Ihr Arbeitsumsatz. Das heißt, Sie sollten mehr Energie verbrauchen als Sie Ihrem Körper zuführen. Bitte grämen Sie sich auch nicht, wenn Sie am Anfang keinen Erfolg auf der Waage registrieren. Das ist nicht verwunderlich, da durch Sport Muskeln aufgebaut und Fett abgebaut wird. Muskeln sind aber schwerer als Fett – so sieht man erst einmal keine Gewichtsreduzierung auf der Waage. Eine regelmäßige Körperfettmessung schafft hier Klarheit. (Diese ist bei modernen Personenwaagen bereits integriert.)

Diätlüge 5: Ananas verbrennt Fett

Die Enzyme in der Ananas sollen verhindern, dass das Fett im Körper verwertet wird. Vorsicht: Es ist ein Mythos, dass man dann nach Lust und Laune fettreich essen kann. Richtig ist, dass es diese Enzyme in der Ananas gibt, allerdings nur in der vollreifen Ananas. Sie müssten eine sogenannte Flugananas kaufen, um eine vollreife Frucht zu bekommen. Diese Enzyme sollen auch gut gegen Entzündungen sein und die Fließfähigkeit des Blutes verbessern. Doch wenn die Enzymbruchstücke in den Darm gelangen, werden sie wirkungslos, weil sie beim Verdauungsvorgang deaktiviert werden. Dabei müssten sie jedoch gerade im Darm ihre Wirkung entfalten, denn dort findet die eigentliche Fettverwertung statt.

Sie sollten auch Ihren Drüsentyp kennen (siehe Seite 162 ff.). Wenn Sie zum Beispiel ein sogenannter *Schilddrüsentyp* sind, könnten Sie von einer Ananas-Diät sogar zunehmen.

Diätlüge 6: Mit Abführtee kann man abnehmen

„Wer morgens und abends eine Tasse Abführtee trinkt, erreicht, dass die Passage der Lebensmittel in der Verdauung beschleunigt wird. Die Nährstoffe können so nur zu einem kleinen Teil verwertet werden." Mit solchen oder ähnlichen Versprechungen wird geworben. Abführtee kann jedoch sehr gefährlich sein, die Darmflora kann geschädigt werden, der Darm ist dann nicht mehr gesund. Aber ein gesunder Darm ist für unser Immunsystem und für die Versorgung mit lebenswichtigen Stoffen unersetzlich. Der Darm kann sich an solche Abführtees gewöhnen, die Folge könnte Verstopfung sein.

Diätlüge 7: Abnehmen durch Dinner-Cancelling

Abends nichts essen – wie einfach. Aber für viele Menschen schwer umsetzbar. Wer den ganzen Tag arbeitet und mittags höchstens eine Kleinigkeit zu sich nimmt, wird abends nicht auf das Essen verzichten können und wollen. Wer aber gut frühstückt, mittags ausreichend isst, ab vier Uhr nachmittags wieder zuhause ist und dann noch eine Kleinigkeit isst, der kann das Abendessen getrost ausfallen lassen und wird vermutlich nicht von Heißhunger geplagt. Dann könnte es mit dem Abnehmen funktionieren. Ansonsten gilt: Essen Sie so viel, wie der Grundumsatz es erfordert. Wenn Sie den ganzen Tag hart gearbeitet und kaum etwas gegessen haben, dann können und müssen Sie sogar essen.

Diätlüge 8: Mit Appetitzüglern kann man das Gewicht halten

Das kann gefährlich werden! Erstens sind in diesen Appetitzüglern oft obskure Inhaltsstoffe enthalten, die in Deutschland nicht einmal zugelassen sind. Sie können entwässern und damit die Nieren schädigen. Oder aber sie wirken abführend, was wieder schlecht für den Darm ist (siehe Diätlüge 6 zum Abführtee).

Diätlüge 9: Nur Fett macht Fett

Ein Irrglaube, der sich hartnäckig hält und gravierende Folgen haben kann. Auf Fett zu verzichten, könnte sogar tödlich sein. Gott sei Dank ist es fast unmöglich, völlig fettfrei zu essen. Allein in einem Brot finden sich durchschnittlich fünf Prozent Fett. Warum ist Fett so wichtig? Die Fettsäuren sind für unseren Körper unersetzlich, unser Organismus benötigt sie für den Stoffwechsel. Achten Sie aber darauf, vor allem die „guten" Fette und weniger die „schlechten" (siehe ab Seite 71) zu essen. Es kann – entgegen der Empfehlung der DGE (Deutsche Gesellschaft für Ernährung) – kein absoluter Richtwert angegeben werden: Die ausreichende Fettmenge hängt von Ihrem individuellen Stoffwechsel ab. Einige Menschen brauchen mehr, andere weniger – so einfach ist das.

Diätlüge 10: Mit vielen kleinen Mahlzeiten nimmt man nicht zu

Hier gehen die Meinungen immer noch auseinander. Folgender (an dieser Stelle etwas vereinfacht dargestellter) Vorgang ist jedoch nicht zu ignorieren: Sobald Sie eine Form des Zuckers zu sich nehmen, schüttet die Bauchspeicheldrüse Insulin aus, um den Zucker zur Energiegewinnung zu verarbeiten. Solange Insulin ausgeschüttet wird, findet keine Fettverbrennung statt. Diese setzt erst nach circa vier bis sechs Stunden ein.

Diätlüge 11: Heilfasten lässt Hüftgold schmelzen

Heilfasten ist sicherlich eine wunderbare Erfahrung. Man lebt eine Weile sozusagen „nur aus sich selbst heraus“ und bleibt trotzdem leistungsfähig. Zugleich können Sie herausfinden, ob Sie eher „Herr“ oder „Knecht“ Ihrer schlechten Angewohnheiten sind. Sie sollten aber auf keinen Fall Heilfasten anwenden, um abzunehmen. Wenn Sie nicht gleichzeitig eine Ernährungs- (und Lebens-)umstellung betreiben, würde auch hier der Jo-Jo-Effekt unbarmherzig zuschlagen, sobald das Heilfasten beendet ist.

Diätlüge 12: Sauna lässt die Fettpolster schmelzen

Mit regelmäßigen Sauna-Gängen tun Sie eine Menge Gutes für Ihre Gesundheit. Aber: Sie verbrennen kein Fett. Es kann zwar sein, dass Sie nach der Sauna auf der Waage ein Minus von etwa ein bis zwei Pfund sehen – das ist aber nur Wasser, das Sie übrigens nach dem Saunagang unbedingt wieder ersetzen müssen.

Diätlüge 13: Trockenbürstenmassagen rubbeln das Fett weg

Wenn der Körper mit einem groben Massagehandschuh bearbeitet und die Haut durch das Rubbeln warm und rot wird, sind viele überzeugt, dass nun die Fettpölsterchen verschwinden. Der Stoffwechsel soll auf diese Weise angeregt werden. Auch das ist leider ein Irrtum. Fett lässt sich nicht mit mechanischen Techniken vernichten. Dennoch hat diese Trockenmassage aber einen positiven Effekt: Bei regelmäßiger Durchführung bekommen Sie eine glattere und straffere Haut.

Diätlüge 14: Wer sich eiweißreich ernährt, verliert Pfunde

Das mag für einige Menschen zutreffen, für andere nicht. Auch hier ist es maßgeblich, wie Ihr Stoffwechsel arbeitet. Grundsätzlich sei gesagt: Eiweiß sättigt besser als Kohlenhydrate. Viele Menschen glauben, dass das Gegenteil der Fall ist. Eine Studie des University College/London hat gezeigt, dass Eiweiß wie ein natürlicher Appetitzügler wirkt, weil es den Körper zur Produktion eines „Anti-Hunger-Hormons“ anregt. Eiweiß verhindert, dass sich Muskulatur abbaut.

Diätlüge 15: Kaltes Wasser macht schlank

Natürlich muss der Körper Energie aufwenden, um das Wasser zu erwärmen. Dabei werden Kalorien verbrannt – so der Hintergrund dieser „Weisheit". Das ist grundsätzlich richtig, aber um z.B. ca. 300 Kalorien zu verbrennen, müssten Sie zehn Liter Eiswasser trinken. Prost.

Diätlüge 16: Veranlagung ist schuld am Übergewicht

Wissenschaftler der „Peninsula Medical School Exeter" haben ein bestimmtes Gen, das FTO-Gen, entdeckt. Menschen mit diesem Gen haben ca. zwei bis drei Kilogramm mehr Gewicht als Menschen ohne dieses Gen. Doch ist man mit zwei bis drei Kilogramm Mehrgewicht gleich übergewichtig? Oft liegen die Ursachen für großes Übergewicht nicht in den Genen, sondern eher in Denk- und Verhaltensmustern, in der Kindheit erlernten falschen Vorstellungen von Essen, mangelnder Bewegung und falscher Ernährung.

Diätlüge 17: Wer sich zuckerfrei ernährt, kann abnehmen

Sie können sich nicht zuckerfrei ernähren. So wird Stärke aus beispielsweise Kartoffeln, Brot, Reis und Nudeln in Zucker umgewandelt. Es könnte auch gefährlich sein, völlig auf Zucker bzw. die genannten Lebensmittel zu verzichten. Zucker ist ein Energielieferant. Sie sollten aber veränderte Produkte mit Industriezucker meiden.

9. Die etwas andere Ernährungsberatung

Marianne

Als Heike und ich abends die Praxis von Evelyne betraten, schenkte sie uns erst einmal ein Glas Wasser ein und unterhielt sich ein wenig mit Heike. Irgendwie stimmte die Chemie unter uns drei Frauen. Es konnte losgehen. Ich weiß nicht warum, aber ich war – anders als bei den letzten Malen – motiviert bis in die Zehenspitzen.

Evelyne

Ich befragte beide nach ihren Ernährungsgewohnheiten, ob es Lebensmittel-Unverträglichkeiten oder Probleme mit bestimmten Nahrungsmitteln gebe. Ich fragte sie auch, wie viel Kalorien sie ungefähr täglich zu sich nehmen. Interessanterweise kam Mariannes Antwort wie aus der Pistole geschossen: In früheren Ernährungsberatungen habe sie gelernt, höchstes 1000 Kalorien täglich zu essen. Als ich ihr sagte, dass dies viel zu wenig sei, schaute sie mich nur erstaunt an.

Ich klärte sie darüber auf, dass sie mindestens so viele Kalorien brauche wie ihr Grundumsatz ausmache. Sonst würde der Grundumsatz mit der Zeit reduziert.

Ich fragte, ob sie eher Butter oder Margarine aßen, und sie waren verblüfft, dass ich ihnen Butter empfahl. Butter ist ein viel natürlicheres Produkt als Margarine. In Margarine können Lösungsmittel, Phosphorsäure, Natronlauge, Bleicherde, Nickel und sonstige widerliche Zutaten enthalten sein, Butter dagegen ist ein einfaches Produkt.

Dann kam der nächste Schock für Marianne und ihre Freundin. Ich fragte, ob sie schon einmal fettreduzierte Produkte probiert hätten. „Einmal?", fragte Marianne amüsiert. „Immer!" Ich fragte weiter, warum ein fettreduzierter Käse, dem also der Geschmacksträger Fett fehlt, gut schmeckt? Sie schauten mich an und erzählten, dass sie bei den Ernährungsberatungen immer als Tipp auf den Weg bekommen hätten, vor allem fettreduzierte Produkte, sogenannte „Light-Produkte" zu essen. Sie hätten das natürlich nie hinterfragt. Marianne sagte: „Ich dachte immer: Die wissen schon, was sie tun."

Ich sagte ihnen, dass in diesen Produkten viele Geschmacksverstärker und künstliche Aromen sind. Beide sollten doch einmal beim nächsten Supermarktbesuch eine Packung fettreduzierten Käse oder Wurst umdrehen und auf die Inhaltsangaben schauen. Dort werden sie Begriffe wie *Lactose, Fructose, Galactose, Saccharose, Maltose* usw. finden. Immer wenn ein Inhaltsstoff mit „-ose" aufhöre, stecke Zucker dahinter. In diesen fettreduzierten Produkten sei mehr Zucker als in gewöhnlichen Produkten.

Marianne war sichtlich erschüttert. „Aber warum verkauft man solche Lebensmittel?", fragte sie mich. Heike sagte lakonisch, das sei ja wohl logisch, weil dann so Doofe wie sie beide auf die Werbung reinfallen und mit den oft teuren Light-Produkten richtig abgezockt werden können.

Die nächste bittere Erkenntnis ließ auch nicht lange auf sich warten: Auf meine Frage, wie viele Mahlzeiten sie täglich zu sich nehmen, erzählte mir Marianne stolz, dass sie gelernt habe, alle zwei Stunden zu essen, damit der Magen etwas zu tun hat und sie keine Heißhungerattacken quälten. Was aber eigentlich Quatsch war, denn Heißhunger hatte sie ständig, wie sie leise zugab.

Ich erklärte Ihnen: Wenn wir etwas essen, nehmen wir immer eine Form von Zucker auf. Egal ob Obst oder Gemüse oder nur ein einziges Gummibärchen: Die Bauchspeicheldrüse muss Insulin ausschütten, um den Zucker in die Zellen zur Energiegewinnung einzubauen. Solange aber Insulin ausgeschüttet wird, kann keine Fettverbrennung stattfinden. Das passiert erst nach ungefähr vier bis fünf Stunden. Noch ein wichtiger Punkt ist zu berücksichtigen: Die Bauchspeicheldrüse erbringe während der Insulinausschüttung und den Verarbeitungsvorgängen

Höchstleistungen. Sie brauche einfach mal die Ruhe, sonst besteht die Gefahr, eines Tages womöglich an Diabetes zu erkranken. Marianne wirkte leicht verzweifelt und sagte mir, sie hätte den Eindruck, bislang alles falsch gemacht zu haben.

Dann führte ich eine Körperfettmessung bei beiden durch. Bei Marianne stellte sich heraus, dass sie einen Fettanteil von 56,4 Prozent hatte, das entsprach stolzen 96 Kilo Fett! Ihr Muskelanteil betrug 31,3 Kilo. Ihr Grundumsatz lag bei 1212 Kalorien. Ich bemerkte, dass dieser Grundumsatz in Relation zu ihrem Gewicht und ihrer Muskelmasse viel zu niedrig sei – und ein Hinweis darauf, dass sie schon oft eine Diät gemacht habe. Heike fragte, ob man den Grundumsatz mit mehr Essen erhöhen könne? Leider nein, sagte ich. Lediglich mit regelmäßigem Sport.

Es folgte die *Stoffwechseltypisierung.* (Die Ernährungsform *Metabolic Typing* wird ab Seite 159 genau beschrieben.) Ich führte beide an ein alternativ-medizinisches Gerät (siehe Seite 161), das über die Resonanz des Körpers eine Menge Informationen ermitteln kann. Bei Marianne war sowohl das autonome Nervensystem (siehe Seite 33) als auch das Verbrennungssystem (siehe Seite 136) im Ungleichgewicht. Ich glaube, in diesem Moment begriff sie, dass es um viel mehr ging als nur um Gewichtsreduzierung.

Nachdem ich ihren Stoffwechseltyp bestimmt hatte, erklärte ich ihr, dass sie ihr Schinkenbrot weiterhin essen dürfe. Nur werde es anders als bisher aussehen: Früher war ihre Scheibe Brot dick, keine Butter drauf und nur ein winziges Scheibchen Schinken. Ab sofort sollte die Scheibe Brot dünn sein, aber Butter und Schinken dick. Marianne schaute mich mit großen Augen an und fragte sich vermutlich, ob sie hier richtig war. „Ich kann doch nicht plötzlich Fett und Eiweiß essen!", platzte es aus ihr heraus. Doch ich beruhigte sie: Das Schinkenbrot, so wie sie es früher gegessen hatte, würde nur zu etwa 60 bis 70 Prozent verstoffwechselt, der Rest unter anderem in die Fettzellen eingelagert. Wenn sie aber ihrem Stoffwechseltyp entsprechend äße, würde weitestgehend alles verstoffwechselt.

Marianne

In mir kribbelte es. War das des Rätsels Lösung? Aber ich konnte mein altes Muster nicht so schnell loslassen, hatte es sich doch geradezu eingebrannt. Wieder begann ich, daran zu zweifeln, und sagte, dass ich es nicht gewohnt sei, Butter noch unter den Schinken zu streichen. Ich habe immer an Fett gespart, wo ich nur konnte. „Und", fragte Evelyne, „hat es funktioniert?" Entgeistert sah ich sie an. Das saß. Ich nahm mir also vor, es auszuprobieren. Es war ein letzter Versuch. Endgültig. Ich schwor ihr: „Wenn das scheitert, werde ich nie wieder versuchen, abzunehmen. Dann werde ich endlich essen." Evelyne lachte: „Essen dürfen Sie ab sofort!" Ich müsse nur vier Dinge berücksichtigen:

Grundregel 1: Immer Kohlenhydrate, Eiweiß und Fett zusammen essen, natürlich in der Menge, die meinem Stoffwechsel entspricht: in meinem Falle also viele Kalorien aus Eiweiß und Fett, wenig Kalorien aus Kohlenhydraten.
Grundregel 2: Nie weniger als 1300 Kalorien essen, damit mein Grundumsatz nicht noch mehr reduziert wird und mein Körper wieder auf Sparflamme arbeitet.
Grundregel 3: Ich soll nur das essen, was auch meine Großmutter als Essen erkannt hätte. Das bedeutet: Hände weg von fettreduzierten Produkten, von Fertigprodukten, von schlechten Fetten.
Grundregel 4: Mindestens vier Stunden warten bis zur nächsten Mahlzeit.

Evelyne sagte, dass ich mich aber nicht unter Druck setzten solle. Natürlich sei hin und wieder ein Fertigprodukt in Ordnung. Wie Paracelsus schon sagte: „Allein die Dosis macht das Gift." Ich lehnte mich zurück, das alles musste ich erst einmal verdauen. Heike erging es nicht anders. Wir waren beide geschockt. Wir hatten tatsächlich all die Jahre alles falsch gemacht. Das Ergebnis konnte man sehen: Heike mit ihren 140 Kilo, ich mit 160 Kilo.

Evelyne

Wir gingen gemeinsam den Ernährungsplan durch. Bei Marianne sah die Verteilung so aus: 40 Prozent der Kalorien aus Eiweiß, 30 Prozent der Kalorien aus Kohlenhydraten und 30 Prozent der Kalorien aus Fett.

Bei Heike war es ähnlich: 35 Prozent der Kalorien in Form von Eiweiß, 35 Prozent aus Kohlenhydraten und 30 Prozent aus Fett.

Das System ist denkbar einfach. Ich gab den Tipp, ein paar Tage lang Lebensmittel auf die Lebensmittelwaage zu legen, damit sie ein „Händchen" für die richtige Verteilung bekommen.

Hinter dem Ernährungsplan steckt noch etwas anderes: die *Drüsentypen* (siehe auch Seite 162).

Es gibt **vier Drüsentypen**, die nach Hormondrüsen benannt sind und zuständig sind für die Verteilung des „Specks" bzw. der „Problemzonen".

Marianne war ein sogenannter *Hypophysentyp.* Bei diesem Typ verteilt sich das Gewicht sehr gleichmäßig über den ganzen Körper. Wenn ein Hypophysentyp fünf Kilo zunimmt, sieht man es erst mal nicht, weil das Gewicht sich gleichmäßig verteilt. Wenn ein solcher Typ abnimmt, fällt es auch nicht auf, weil er gleichmäßig abnimmt.

Heike war ein sogenannter *Ovarientyp:* Diese haben relativ lange einen schlanken Oberkörper, jedes Pfund geht auf Hüfte, Po, Beine und Oberschenkel – die berühmte „Birnenform". Ovarientypen essen sehr gerne scharf gewürzte Speisen. Genau diese scharfen Gewürze wirken sich jedoch negativ auf die Problemzonen aus. Heike bestätigte auch gleich ihre Vorliebe für scharfe Gewürze, sie habe aber kein Problem damit, sie von nun an einfach wegzulassen.

Marianne

Als wir uns nach etwa drei Stunden von Evelyne verabschiedeten, nicht ohne uns herzlich bei ihr zu bedanken, schwirrte uns der Kopf. Wir fuhren in ein schönes Restaurant, um dort noch einmal über alles in Ruhe reden zu können – und um gleich den neuen Ernährungsplan in die Tat umzusetzen. Es gab gute bürgerliche Küche, einfache, geschmackvolle Gerichte.

Ich freute mich unendlich, richtig essen gehen zu können – ohne Reue und schlechtes Gewissen. Ich musste nur auf die richtige Zusammensetzung achten. Aber im Grunde durfte ich fast alles essen. Schlaraffenland – ich komme! Wir bestellten uns ein Glas Champagner und stießen auf unser neues Leben an. Dann studierten wir eingehend die Speisekarte. Ich entschied mich für ein Rumpsteak von 350 Gramm mit Knoblauchbutter (ich musste sogar bei der Bestellung lachen, der Kellner hielt mich bestimmt für verblödet), einen großen, gemischten Salat und eine halbe Portion Pommes Frites. So hatte ich ungefähr viel Eiweiß, viel Fett und wenig Kohlenhydrate. Heike tat es mir exakt nach. Auf einen Nachtisch verzichteten wir, das wären zu viele Kohlenhydrate gewesen – wir hatten ja schon den Champagner getrunken.

Evelyne hatte uns gesagt, dass wir den Nachtisch irgendwann nicht mehr vermissen würden, die Gier auf Süßes lasse nach, wenn man sich richtig ernähre. Das war noch ein Beweis dafür, dass ich mich all die Zeit falsch ernährt hatte: Meine Gier auf Süßes war zuweilen riesig gewesen, doch ich hatte unter großen Mühen immer standgehalten. Wenigstens etwas richtig gemacht.

Ich wollte mein Leben verändern. Ich wusste nun, dass diese Diäten und das Einsparen von Fett und Kalorien mir nicht geholfen hatten, im Gegenteil. Diese Verzichte brachten mich dahin, wo ich war: zu 160 Kilo „Lebend-Kampfgewicht“!

Heike und ich hatten viel zu besprechen. In zwei Tagen würde ich meine Therapie bei Evelyne beginnen. Und ich wollte mir eine neue Wohnung suchen. Bei Heike in dieser herrlichen Natur zu leben, war zwar großartig, aber eben keine dauerhafte Lösung. Doch zuerst musste ich wissen, welche finanziellen Mittel mir überhaupt zur Verfügung standen. Mein Vermögen belief sich auf Null, ich hatte nie für Lohn gearbeitet, sondern immer nur von Martins Verdienst gelebt. Was würde nun aus mir werden? Um meinen Sohn musste ich mir keine Sorgen machen: Noch vor drei Tagen hatte er mir eine SMS geschrieben und mitgeteilt, dass er erst in fünf Wochen nach Hause komme (wegen der Wäsche). So war er – ganz der Vater.

Nach einem weiteren Glas Champagner zum Abschluss fuhren Heike und ich nach Hause. Zum ersten Mal seit langer Zeit ging es mir richtig gut – trotz der finanziellen Probleme und der Gedanken, die ich mir über meine Zukunft machte. Ich war satt, hatte ein Ziel vor den Augen und vor allem großes Vertrauen, dass ich es mit Evelynes Hilfe schaffen würde, meine Altlasten aufzuarbeiten.

Evelyne

Ernährungsform *Metabolic Typing* / Der individuelle Stoffwechseltyp

(siehe hierzu auch Seite 159 f.).

Es gibt eigentlich keine Ernährungsform, die so individuell und einfach ist. Sie berücksichtigt den Stoffwechsel jedes einzelnen Menschen. Es handelt sich um die Lehre vom *individuellen Stoffwechseltyp.*

Sie basiert auf den Unterschieden im Stoffwechsel und nimmt eine Einteilung in verschiedene Stoffwechseltypen vor. Jeder Mensch gehört zu einem bestimmten Stoffwechseltyp und benötigt daher eine auf seine Bedürfnisse abgestimmte Ernährung. Diese beinhaltet sowohl die Auswahl der Nahrungsmittel, als auch die prozentuale Zusammensetzung von Kohlenhydraten, Eiweiß und Fett pro Mahlzeit. Alle nachfolgenden Erläuterungen basieren auf dieser Lehre.

Das autonome Nervensystem (ANS)

Das menschliche Nervensystem wird in zwei große Bereiche unterteilt: Ein Teil des Systems ist für die bewusst beeinflussbaren Nervenvorgänge zuständig, das andere sogenannte „Autonome" System steuert unbewusst ablaufende Vorgänge. Man unterscheidet zwei Anteile im Autonomen Nervensystem. Beide Anteile spielen bei der Regulierung der unbewussten Körperaktivitäten eine wichtige Rolle: bei der Kontrolle des Herzschlags, des Blutdrucks, der Verdauung, bei der Regeneration und Reparatur, bei der Regulierung der Stoffwechselrate, bei der Schweißabsonderung, bei den Aktivitäten des Immunsystems und so weiter. Jeder Zweig ist für die Kontrolle bestimmter Bereiche des Körpers zuständig und regt deren Arbeit an. Der andere Zweig ist jeweils sein Gegenspieler und dämpft die Arbeit. Der **Sympathikus** beschleunigt den Herzschlag, während der **Parasympathikus** ihn verringert. Auf diese Weise wird der Herzschlag – wie andere Organfunktionen auch – durch das Autonome Nervensystem reguliert, indem dessen sympathischer und parasympathischer Teil zusammenwirken. Da der Parasympathikus durch Kohlenhydrate, der Sympathikus jedoch durch Eiweiß angeregt wird, kann hier ein Ungleichgewicht entstehen. Eine einseitige Anregung kann zu ständigem Ungleichgewicht in den von diesen Systemen kontrollierten Stoffwechselprozessen führen. Sie kann Energie rauben, Übergewicht, Verdauungsprobleme und Krankheiten fördern.

Das Verbrennungssystem

Auch das Verbrennungssystem kann einen starken Einfluss auf den Ernährungstyp haben. Es geht darum, wie viel Energie wir in den Zellen erzeugen. Idealerweise ist die Verbrennungsrate weder zu schnell noch zu langsam. Wie im autonomen Nervensystem wird im Verbrennungssystem die genetisch vorbestimmte Rate direkt durch die Ernährung und durch einzelne Nährstoffe beeinflusst.

Hinsichtlich des Verbrennungssystems werden drei grundlegende Ernährungstypen unterschieden: der *Betatyp*, der *Glykotyp* und der *Balancierte Typ*. Der *Betatyp* hat eher eine niedrige Energielage, der *Glycotyp* über den Tag verteilt mehr Energiespitzen und kurze Zeit darauf erhebliche Energieeinbrüche.

Die Ernährung wird so zusammengestellt, um

- beim Betatyp die Energie insgesamt zu steigern.
- beim Glycotyp ein gleichmäßig hohes Energieniveau zu erzielen.

Der Balancierte Typ hat ein gleichmäßiges Energieniveau.

Fakt ist: Die Geschwindigkeit der Energieerzeugung wird durch die Ernährung unmittelbar beeinflusst und sollte im Gleichgewicht liegen.

Das Drüsensystem

Für alle Übergewichtigen ist es ganz wichtig, ihren Drüsentyp (ausführlich ab Seite 162) zu kennen. Es gibt vier verschiedene Drüsentypen, die namentlich Hormondrüsen zugeordnet sind. Die Bestimmung der Drüsentypen gibt einen Einblick in die hormonell gesteuerten Wachstumsvorgänge im menschlichen Körper, die unter anderem für die unterschiedliche Fettverteilung im Körper und für bestimmte Vorlieben auf Nahrungsmittel verantwortlich sind.

Die Bestimmung des Drüsentyps soll klären,

- warum Vorlieben für bestimmte Nahrungsmittel bestehen,
- welche Nahrungsmittel zur Gewichtsabnahme führen,
- warum nur bestimmte Körperbereiche von der Zunahme betroffen sind.

Es werden vier Drüsentypen unterschieden:

- der *Hypophysentyp* (nimmt gleichmäßig zu und ab, hat eine schwache Muskulatur)
- der *Schilddrüsentyp* (nimmt nur schwer zu, dann nur am Bauch und an den Beinen)

- der *Ovarientyp* (nur bei Frauen: schlanker Oberkörper; die Problemzonen sind Bauch, Po und Oberschenkel)
- der *Nebennierentyp* (nimmt gleichmäßig zu und ab, hat eine starke Muskulatur)

Bestimmte Nahrungsmittel regen die vier Drüsen unterschiedlich stark an. Wir erleben diese Anregung als angenehmen Energieschub, und weil wir uns gut fühlen, essen wir zu oft und zu viel von diesen anregenden Nahrungsmitteln.

Das *Ziel der typgerechten Ernährung* kann wie folgt zusammengefasst werden: Dem Körper werden alle Rohstoffe zur Verfügung gestellt, um Gesundheit und Vitalität zu verbessern. Das autonome Nervensystem, das Verbrennungs- und das Drüsensystem werden immer mehr ins Gleichgewicht gebracht, damit wird die Effizienz in allen Zellen, Organen, Drüsen und Körpersystemen verbessert.

In der Folge kann jemand, der sich nach diesem Prinzip ernährt, von ganz allein – ohne Diäten, Essensreduktionen oder Einnahme gefährlicher „Schlankmacher" – sich auf ein normales Gewicht einpendeln, das seinem Typ entspricht.

10. Ich lerne mein Unterbewusstsein kennen

Marianne

Am nächsten Morgen fuhren Heike und ich, bewaffnet mit unseren neuen Einkaufszetteln, in den Supermarkt. Was auf diesem Zettel alles drauf stand … nicht zu glauben. Ich habe ihn zum Andenken aufgehoben. Ein simpler, normaler Einkaufszettel, wie ihn sicher Millionen täglich schreiben. Aber für mich war er etwas Besonderes. Erstmals standen keine Light-Produkte darauf, keine fettreduzierte Sahne, keine fettreduzierte Margarine. Nein, es standen darauf: Butter, normale Sahne 30 Prozent, Butterschmalz zum Braten, Obst und Gemüse, Quark, Roggenbrot, Fisch, Fleisch, Schinken, Käse ... Ich hatte so viele Jahre darauf verzichtet. Heute weiß ich, dass ich dadurch auch zu einseitig gegessen habe. Morgens immer den gleichen fettreduzierten Joghurt oder Quark – und davon zu wenig. Dafür massenhaft Kohlenhydrate, mittags immer Salat ohne Öl oder Sahne, abends immer Knäckebrot mit fettreduzierter Margarine und fettreduziertem Käse oder Schinken.

Wenn ich heute darüber nachdenke, macht es mich wütend. Ich bin wütend auf mich selbst, dass ich auf die vielen Werbeversprechungen reingefallen bin. Aber auch wütend auf Menschen, „Experten“, denen ich vertraut habe und die es eigentlich hätten besser wissen müssen. Ich hatte mir in der Überzeugung, alles richtig zu machen, meine Lebensqualität beschnitten. Ein fundamentaler Fehler. Alles umsonst. Sogar kontraproduktiv.

Ich weiß noch genau, wie ich mich an der Kasse des Supermarkts verstohlen umsah, ob jemand beobachtete, wie „die dicke Frau“ Sahne und Butter einkaufe. Und tatsächlich: Hinter mir schüttelte eine Frau ihren Kopf, während sie auf meine Einkäufe auf dem Laufband sah. Ich merkte wieder, wie verletz- und angreifbar ich geworden war, in all den Jahren des Dick-Seins und des Selbstzweifels. Auch daran wollte ich mit Evelyne arbeiten. Ich war mir sicher, dass ich ein neues Leben beginnen konnte.

Alles wird gut, dachte ich. Mir kann nichts passieren. Mit diesem Gedanken ging ich doch noch erhobenen Hauptes aus dem Supermarkt.

An dem Tag vor der ersten Therapiesitzung mit Evelyne informierte ich mich über alle wichtigen Dinge rund um meine bevorstehende Scheidung. Denn mir war klar geworden: Ich wollte auch die Scheidung von Martin, und das so schnell wie möglich. Als Erstes suchte ich einen Anwalt. Martin hatte mir zwar geschrieben, dass er mich finanziell versorgen wollte, doch konnte ich wissen, ob diese Vanessa ihn nicht vielleicht doch beeinflusste? Ich musste auf jeden Fall wissen, was mir zusteht. Dann erkundigte ich mich beim Arbeitsamt, welche Vermittlungschancen ich habe – und die waren gleich Null. Ich war Mitte 40 und hatte nur ein abgebrochenes Studium vorzuweisen. Der nette Beamte lächelte milde. „Gute Frau“, sagte er, „da draußen gibt es so viele junge Menschen, die ein abgeschlossenes Studium oder einen erlernten Beruf haben. Die hoffen auch auf Arbeit.“ Es war frustrierend, obwohl ich eigentlich nichts anderes erwartet hatte. Und Hartz IV konnte ich noch nicht beantragen, weil noch nicht feststand, was mein Mann mir zahlte. So stand ich also, bis die Scheidung durch war, völlig mittellos da.

„Das kann nicht sein“, sagte Heike bestimmt. „Du musst mit Martin reden, der ist doch Schuld an dem Dilemma, der muss dich unterstützen.“ Sie hatte recht. Ich biss in den sauren Apfel und rief, mutig wie ich war, Martin sofort an. Ich erreichte ihn im Büro. Er hörte sich erstaunt an. „Marianne, hallo. Wie geht’s?“

Wie bitte? Mein Mann, der jahrelang eine Geliebte hatte und die Scheidung eingereicht hatte, ohne mit mir zu sprechen, fragte mich allen Ernstes, wie es mir gehe? Ich fragte ihn, was er denn glaube. Er antwortete nicht auf meine Frage, also sagte ich ihm gleich, dass ich mit ihm sprechen müsse. Das ginge nicht, so sagte er mir, er fahre heute wieder geschäftlich nach Berlin. Ich antwortete ihm, dass es aber sehr dringend sei. Ich konnte förmlich sehen, wie er am anderen Ende der Leitung grinste. Er fragte, was so dringend sei, das nicht ein paar Tage warten könne? Ich schnappte nach Luft. Verärgert schrie ich ihn an, dass ich völlig mittellos dastünde, und was er glaubte, von was ich in Zukunft leben sollte? Er antwortete, dass ich dann wohl arbeiten gehen müsse, die schöne Zeit des Ausruhens wäre vorbei. Ich konnte es nicht fassen. Ich hatte für ihn und unser Kind alle beruflichen Pläne aufgegeben. Und glaubte er wirklich, ich hätte all die Jahre nichts getan? Meine Stimmung sank unter den Nullpunkt. Nicht nur auf dem Arbeitsmarkt, auch in den Augen meines Mannes war ich nichts wert. Ich versuchte meinen Zorn zu bändigen, nahm all meinen Mut zusammen und sagte mit fester Stimme zu ihm, dass er mich nicht von heute auf morgen verlassen könnte, ohne sich Gedanken darüber zu machen, was mit mir passierte. Ich verlangte, dass er mich finanziell unterstützt, bis ich wieder mein Leben alleine regeln kann. Jetzt schien sich Martin zu besinnen und sagte, ich solle ihm meine Konto-Nummer nennen. Er überwiese mir dann eine Summe, damit ich in den nächsten Monaten versorgt wäre. Erleichtert beendete ich das Telefonat.

Ich ging auf unsere Hausbank, um ein eigenes Konto zu eröffnen. Die Kontonummer teilte ich Martin per SMS mit. Martin schrieb direkt zurück und bestätigte, dass er die Summe von zehntausend Euro überweisen würde. Im ersten Moment fand ich das sehr großzügig. Doch dann begann ich nachzudenken. Ich wusste nicht, wie lange ich damit auskommen musste. Ich musste demnächst Miete zahlen, den Umzug organisieren, gegebenenfalls Möbel kaufen, ganz zu schweigen von den Dingen des täglichen Bedarfs. Da würde das Geld nicht lange reichen. Ich packte wieder allen Mut zusammen und schrieb Martin erneut eine SMS mit dem Hinweis, dass das nicht reiche und nannte ihm die Gründe. Ich hatte kein schlechtes Gewissen, schließlich hatte er sich das eingebrockt, und ich wusste, dass er kein armer Mann war. Seine Versicherungsagentur lief seit Jahren hervorragend, in Kürze eröffnete er eine Filiale in Berlin. Ich forderte die Summe von 30.000 Euro – und Martin bestätigte mir auch diese Summe. Damit hatte ich eine Sorge weniger. Ich wollte Evelyne am nächsten Tag stolz mitteilen, dass ich einen guten Schritt getan hatte.

Am nächsten Morgen begann ich endlich meine Therapie bei Evelyne. Erst fragte sie mich, ob ich bislang mit meiner neuen Ernährung zurechtkäme, und klärte meine Fragen. Begeistert erzählte ich ihr von meinen Einkäufen und dem damit verbundenen, neuen und herrlichen Lebensgefühl. Dann wollte sie mein Therapieziel wissen. Das war eine gute Frage. Ich überlegte und sagte ihr, dass ich ein gutes, innerlich erfülltes Leben wollte. Ich wolle Übergewicht verlieren, Selbstbewusstsein finden und mein altes Leben loslassen, auch emotional.

Ich sollte auf einer Skala von 1 bis 10 einschätzen, auf welchem Level ich mich im Augenblick befände. 1 sei schlecht, ganz unten; 10 sei ausgezeichnet. Ich entschied mich für die 3. Vor ein paar Tagen, als ich noch nicht so zuversichtlich war, hätte ich vermutlich „2“ gesagt. Evelyne notierte das und sagte mir, dass sie mich in ein paar Wochen wieder fragen werde.

Evelyne

Wir besprachen als nächstes den Therapieplan. Ich wollte mit Marianne hypnotisch arbeiten, damit wir ihr altes Leben verarbeiten konnten. Viele Menschen kennen Hypnose aus dem Fernsehen. Dort werden oft Leute auf eine Bühne geholt, hypnotisiert und dürfen sich dann „zum Affen machen". Daraus resultiert wohl eine gewisse Grundskepsis gegenüber der Hypnosetherapie.

Dabei ist die Hypnosetherapie, richtig angewendet, ein wunderbares Verfahren, um Kontakt zum Unterbewusstsein zu erhalten und es zu befragen. Nach dem Motto: „Wie bin ich in die Situation geraten und wie komme ich dort wieder raus?" Hypnose setzt ein großes Vertrauen in den Therapeuten voraus, daher beginne ich immer erst nach ein paar Therapiestunden damit. Zuvor wollte ich eine eingehende Anamnese mit Marianne durchführen, um genauere Einblicke in ihr Leben zu erhalten. Wir arbeiteten sehr zeitnah, zunächst zweimal wöchentlich. Das ist die sogenannte *Akutphase*; wenn diese vorbei ist, genügen wöchentliche oder zweiwöchentliche Therapiesitzungen.

Ich werde an dieser Stelle kurz zwei Hypnosesitzungen mit Marianne beschreiben. Dabei stütze ich mich auch auf ihre Tagebucheintragungen, die sie mir dankenswerterweise zum Lesen gegeben hat.

Viele Patienten sind anfangs skeptisch, erleben dann aber die Hypnose als schönes und bewegendes Erlebnis. Sie erkennen, dass da noch etwas „in ihnen" ist, das zu ihnen gehört und sie bislang nicht kannten. Ihr Unterbewusstsein. Das hat überhaupt nichts Mystisches oder Spirituelles an sich – nein, es ist einfach ein Teil von ihnen. Ein Freund oder eine Freundin.

1. Hypnosesitzung:

Die Induktion, so nennt man den Weg in die Trance, geschah mit einer Phantasiereise. Mittels einer bestimmten Atemtechnik führte ich Marianne zunächst in einen entspannten Zustand. Dann sagte ich ihr, sie solle sich an einen schönen Ort in ihrer Phantasie bewegen und dabei ihren eigenen inneren Bildern folgen. Für Marianne war das eine Sommerwiese, auf der sie Blumen und Tiere sah, das Gras roch, den Wind in den Bäumen hörte und die Sonne auf ihrer Haut fühlte. Während der gesamten Induktion redete ich mit ihr.

Irgendwann sagte ich ihr, sie sei nun auf einer Zauberwiese. Ich nannte diese Wiese so, weil dort alles möglich ist – eine Art Wohlfühlraum, an dem für sie alles wunderschön und perfekt ist. Dies sollte dann auch der Raum sein, den sie bei den zukünftigen Hypnosen aufsuchen würde.

Als es sich Marianne in ihrem Wohlfühlraum so richtig gemütlich gemacht hatte, erschien auch irgendwann ihre *Weise Instanz*. Ich erklärte ihr, dass die *Weise Instanz* ein Teil von ihr sei, der alles über sie wüsste und in verschiedenen Formen erscheinen kann: in Form eines Tieres, einer Person oder eines Fabelwesens. Mariannes *Weise Instanz* war eine Fee mit langen Haaren, die wie ein helles Licht um ihren Kopf leuchteten. Ich bat Marianne, die Fee zu fragen, wie sie heiße. Sie antwortete: „Mein Name ist Leonie." Leonie konnte sie in der Hypnose begleiten und ihr helfen.

Danach schlug ich Marianne vor, sich auf die Suche nach ihrem *Freund und Helfer* zu begeben. Dieser erschien ihr in Form eines Löwenbabys. Ich sagte Marianne, sie solle den beiden mitteilen, dass sie wieder auf sie zukommen werde. Dann forderte ich sie auf, ihre Hände nach oben zu nehmen. Da ihr Unterbewusstsein nicht reden kann, drückt es sich über die Hände aus. Um diese „Sprache" lesen zu können, sollten die Ellbogen bequem auf der Armlehne aufliegen, sodass die Hände locker nach vorne fallen können.

Marianne sollte einfach mit geschlossenen Augen „zuschauen", was ihre Hände „taten". Ich bat Mariannes Unterbewusstsein, die Hand nach unten gehen zu lassen, die für ein „Ja" stünde – die rechte Hand ging nach unten. Dann bat ich ihr Unterbewusstsein, die Hand nach unten gehen zu lassen, die für ein „Nein" antworte – die linke Hand ging nach unten. Dann fragte ich, ob ihr Unterbewusstsein mit einer Hypnose einverstanden sei. Mariannes rechte Hand ging nach unten: „Ja".

Ich holte Marianne wieder aus der Hypnose und sagte ihr, dass es für das erste Mal genug sei. Wir hatten alle wichtigen Voraussetzungen geschaffen: die *Weise Instanz* und den *Freund und Helfer* gefunden sowie die Festlegung für „Ja" und „Nein" getroffen. Mit diesem Gerüst konnten wir in der nächsten Sitzung wunderbar arbeiten.

Marianne war eine gute Stunde lang in der Trance gewesen – eine Tatsache, die sie sehr überraschte. Sie hatte jegliches Zeitgefühl verloren, konnte sich aber dennoch an alles erinnern.

2. Hypnosesitzung:

Vor der Hypnose fragte ich Marianne, welche Frage für sie wichtig sei. Man kann versuchen, das Unterbewusstsein etwas ganz Bestimmtes zu fragen. Allerdings macht das Unterbewusstsein immer das, was es für richtig hält, und lenkt oft zu einem Thema, das dann wichtiger ist und zuerst bearbeitet werden muss. Marianne sagte mir, dass sie mehrere Fragen habe, zum Beispiel warum sie so schnell verletzbar sei. Oder – und das war ihr der wichtigste Punkt – warum sie bislang nicht abnehmen konnte.

Sie hatte zwar mittlerweile gelernt, welche Fehler sie gemacht hatte und warum ihre vorangegangenen Bemühungen nicht funktionieren konnten, aber sie hätte das Gefühl, dass sich ihr Körper zusätzlich sperrte – als wollte er verzweifelt das Fett behalten.

Ich ließ sie in Hypnose gehen. Eigentlich ist es immer die Patientin, die sich selbst hypnotisiert. Ich leite nur an und begleite in der Trance. So auch bei Marianne. Ich hielt in der Trance ständig Kontakt zu ihr, so dass sie sich sicher fühlen konnte. Ich sagte ihr, dass sie ihre *Weise Instanz* begrüßen und die Hände nach oben nehmen soll. Dann stellte ich ihrem Unterbewusstsein eine Menge Fragen. Zum Beispiel, ob es einverstanden sei, an dem Problem, das sie mir nannte, zu arbeiten. Ob es nur die Dinge preisgeben wollte, die für sie gut und förderlich seien. Beide Male erhielt ich ein „Ja". Dann fragte ich: Handelt es sich bei Mariannes Problem um Schuldgefühle?" „Nein." „Handelt es sich bei diesem Problem um eine Buße oder Selbstbestrafung?" „Nein." „Handelt es sich bei diesem Problem um eine Schutzfunktion?" „Ja." „Wem gegenüber besteht die Schutzfunktion? Gegenüber Marianne selbst, dann geht die rechte Hand nach unten. Besteht die Schutzfunktion gegenüber einer anderen

Person, geht die linke Hand nach unten." Ihre rechte Hand ging nach unten. Mariannes Unterbewusstsein teilte ihr also mit, dass sie sich mit ihrem Gewicht selbst schützen wollte.

Im weiteren Verlauf der Befragung fanden wir heraus, dass sie sich mit ihrem Übergewicht nicht vor einer Situation, sondern vor einer bestimmten Person schützen wollte, dass diese Person männlich war und dass sie zu ihrer Familie gehört. Es war ihr Vater.

„ Gibt es ein Ereignis oder ein Erlebnis, welches ursächlich daran beteiligt ist, dass Marianne sich vor ihrem Vater schützen möchte?" „Ja." „Ist dieses Erlebnis Marianne bewusst?" „Nein." „Darf dieses Erlebnis Marianne bewusst werden?" „Ja." „Unterbewusstsein. Bist du einverstanden, Marianne dieses Erlebnis zu zeigen?" „Ja."

Ich schickte Marianne wieder zu ihrer Zauberwiese, wo ihre *Weise Instanz* auf sie wartete, und bat sie, in Gedanken ein Kino entstehen zu lassen. Sie sollte es so einrichten, dass es sehr gemütlich war. Mit dicken Teppichen, weichen Sesseln, etwas zu trinken und schönem Licht. Eine Leinwand sollte entstehen, auf der ein Film gezeigt wurde, der nur für sie bestimmt war.

Marianne

Ich sah mich, die kleine Marianne im Alter von ungefähr fünf Jahren, auf einer Wiese stehen und Blumen pflücken. Die Wiese war hügelig, oben stand meine Mutter mit Sybille. Sie pflückten ebenfalls Blumen, und ich sah, wie meine Mutter besorgt zu mir herunter sah. Da bemerkte ich, dass die kleine Marianne ganz rot im Gesicht war und die Kullertränen über ihre Wangen liefen. Die kleine Marianne schluchzte heftig und ihr kleiner Körper zitterte. Meine Schwester Sybille rief zu mir runter: „Heulsuse. Warum heulst du schon wieder?" Mutter legte ihren Blumenstrauß auf die Wiese und lief ein paar Meter hinunter zu mir und wischte mit ihrem Rockzipfel meine Wange trocken. „Was ist denn, Marianne?"

fragte sie leise. Schluchzend antworte ich: „Vater ist so gemein." „Nein, mein Kind. Ein Vater ist nie gemein." „Doch, mein Vater ist gemein." Der Film blieb stehen.

Evelyne fragte mein Unterbewusstsein, ob an dieser Stelle mein Problem begonnen habe? „Nein." Dann sollte ich den Film ein paar Minuten vor die Stelle zurückspulen, an der das Problem begann. Die Leinwand verdunkelte sich kurz und dann sah ich eine Szene, noch immer auf der Wiese, in der mein Vater auf die kleine Marianne zukam. Er aß eine Butterstulle, und die kleine Marianne lief ihm fröhlich entgegen und fragte, ob sie abbeißen dürfte. Er hielt ihr das Brot hin und sie biss herzhaft ab. Ich sah, wie die kleine Marianne angeekelt das Gesicht verzog und mein Vater fragte, was los sei. Da sei Zucker und Kakao auf dem Brot, antwortete die kleine Marianne angewidert. Vater hielt ihr das Brot erneut unter die Nase, damit sie noch mal davon abbeißen konnte, aber die kleine Marianne übergab sich – auf das Brot und auf Vaters Hand. Sogar das untere Ende des Sakko-Ärmels war voll Erbrochenem. Vater starrte wütend auf seine Hand, dann auf seine Tochter, ließ das Brot fallen und gab ihr eine Ohrfeige. Derart, dass die kleine Marianne in die Wiese plumpste. Gleichzeitig schrie er: „Du Mistgöre. Immer machst du Dummheiten. Schau dir Sybille an, von der hörst du keinen Mucks."

Noch in der Trance merkte ich, dass diese Bilder mich sehr berührten. Ich weinte. Diese Szene hatte ich nicht mehr in meiner Erinnerung. Oder verdrängt? Ich bat Evelyne, mich sofort aus der Hypnose zu holen. Sie sprach ein paar Worte und ich war wieder aus der Trance heraus.

„Oh je", sagte Evelyne und stellte mir eine Packung Papiertaschentücher hin. „Das war schlimm."

„Ja", sagte ich leise.

Evelyne

Nachdem sich Marianne etwas beruhigt hatte, reflektierten wir gemeinsam das Gesehene. Ich sagte ihr, dass wir das so nicht stehen lassen könnten, wir müssten noch mal in die Hypnose, um der kleinen Marianne zu helfen, ob das für sie in Ordnung sei? Sie war einverstanden. Mit ein paar kurzen Worten half ich ihr noch einmal in die Trance und befragte ihr Unterbewusstsein, ob wir an dem Thema weiterarbeiten dürften. „Ja." Ob diese Szene der Ursprung zu Mariannes Übergewicht war? „Ja." Ich fragte weiter, ob wir zu der kleinen Marianne auf die Wiese dürften, um ihr zu helfen? „Ja."

Marianne

So begab ich mich, die erwachsene Marianne, in den Film, in die Leinwand hinein. Ich sah mich in der Nähe der kleinen Marianne auf der Blumenwiese. Ich lief auf sie zu und nahm sie in den Arm. Ein Schauer überlief mich – es war so real. Ich hielt mich selbst im Arm. Die kleine Marianne schmiegte sich an mich. Ich fragte meine *Weise Instanz*, was ich tun solle. Ich sollte die kleine Marianne fragen, was sie brauche, damit es ihr besser gehe. Die Kleine sagte mir, dass der Vater sie beachten und lieb haben solle. Mein Vater stand oben auf der Wiese und schaute zu uns herunter. Ich rief ihn. Als er bei uns war, sagte die kleine Marianne zu ihm: „Vater, ich will doch nur, dass du mich lieb hast." Bewegt kniete sich Vater vor sie hin, nahm sie in den Arm und sagte ihr, dass er sie lieb habe. Ich fragte mein Unterbewusstsein, ob die Situation hiermit bereinigt sei? „Nein". *Meine Weise* Instanz habe noch ein Geschenk für mich. Ich drehte mich zu ihr um und sah, dass sie ein leuchtendes Herz in der Hand hatte. Sie hielt mir die Hand hin und sagte mir, ich solle es an einem Ort in mir verankern. Ich nahm das Herz und presste es fest an mein eigenes, bis ich das Gefühl hatte, dass beide „eins" waren. Dann sagte meine *Weise Instanz*, ich dürfe mich jetzt mit der kleinen Marianne vereinen. Ich nahm die Kleine in den Arm und fühlte, wie sie in mich hineinschlüpfte. Schauer jagten über meinen Rücken, es war so wunderschön. Ich weinte vor Freude und Glück. Wir fragten mein Unterbewusstsein, ob es jetzt gut sei und es sagte „Ja“. Ich sagte zu meinem Vater: „Vater, ich verzeihe dir.“ Da nahm er mich in den Arm. Ich dankte meiner *Weisen Instanz* für die Hilfe und sagte, dass ich bald wiederkäme.

Evelyne

Nachdem Marianne wieder aus der Hypnose gekommen war, sprachen wir erneut gemeinsam über das in der Hypnose Erfahrene. Marianne hatte anscheinend bereits im Kindesalter die Strategie entwickelt, unbewusst alles zu tun, damit ihr Vater sie endlich sah. Da er dies all die Jahre nicht tat, wurde sie immer dicker, bekam immer mehr Masse um sich herum – so viel, dass er sie endlich sah. Bewusst gefiel ihr das natürlich nicht, und so machte sie diese unzähligen Diäten. Aber ihr Unterbewusstsein war darauf programmiert, wahrgenommen zu werden, und setzte sich durch. Diese Erkenntnis war zwar sehr schlimm für Marianne, aber sie war froh, dass sie das Ganze erleben und erkennen durfte. Ich sagte ihr: „Sie haben etwas Entscheidendes getan, Marianne. Sie haben Ihrem Vater verziehen. So können Sie sich endlich von ihm lösen. Das war sehr gut."

Marianne

Ja, jetzt war es gut. Jetzt wusste ich, warum ich bislang nicht abnehmen konnte. Solange diese Geschichte in mir „schmorte“, konnte ich kein Gewicht loslassen.

Aber jetzt konnte ich. Und ich freute mich darauf.

Evelyne

Psychodynamik und Übergewicht

Es wird sehr gut die Psychodynamik deutlich, die hinter Übergewicht und Misserfolgen beim Abnehmen steht. Durch das Erlebnis, das Marianne in der Hypnose wieder „ausgegraben" hat, hatte sie als Kind unbewusst eine Strategie entwickelt, die eigentlich nur dazu führen sollte, vom Vater gesehen, akzeptiert, geliebt zu werden.

Es wird auch deutlich, dass das Unterbewusstsein diese Erlebnisse nicht „vergisst" und wir in der Lage sind, sie wieder ins Bewusstsein zurückzuholen bzw. zu verarbeiten.

Das Unterbewusstsein kann zudem Dinge, die nur in unserer Vorstellung geschehen, körperlich und emotional umsetzen. Wir haben dadurch Macht über uns, wir sind nicht hilflos den Ereignissen ausgeliefert.

Was ist überhaupt Hypnose?

Wenn wir morgens aufwachen, befinden wir uns für kurze Zeit in einem Zustand zwischen Schlaf und Wachsein, in der sogenannten *Alpha-Phase.* Dieser Schlaf-Wach-Zustand ist genau der Zustand, der bei einer Trance herbeigeführt wird. Menschen sind dann empfänglicher für Suggestionen von außen. Somit können in diesem Zustand das Unterbewusstsein direkt angesprochen und Antworten gefunden werden, die wir im wachen Zustand nicht finden würden.

Die „Show-Hypnotiseure" erwecken den Eindruck, man sei während der Hypnose dem Therapeuten ausgeliefert, – und verkaufen die Hypnose als etwas Spektakuläres oder Sensationelles. In einer richtigen hypnosetherapeutischen Sitzung haben Patient und Therapeut steten Kontakt miteinander und tauschen sich aus – anders könnten sie nichts erarbeiten. Aber Vorsicht: *Hypnosetherapeut* ist keine geschützte Berufsbezeichnung. Wenn Sie eine Hypnosetherapie machen möchten, fragen Sie unbedingt nach der Ausbildung des Therapeuten!

11. Jetzt wird aufgeräumt

Marianne

Durch die Hypnose erfuhr ich Geschichten, die keine Hirngespinste waren, sondern mich zu Wegen und Lösungen führten. Die Wahrheit liegt in mir, heute weiß ich das. In der Hypnose habe ich Zugang zu diesem stillen Wissen. Mehrere Dinge waren mir klar geworden: Ich wusste jetzt, warum ich zu diesem Übergewicht kam und warum ich es all die Jahre nicht loslassen konnte.

Leider war mein Vater inzwischen dement geworden, so dass ich kein klärendes Gespräch mehr mit ihm führen konnte. Aber in der Hypnose, auf meiner „Zauberwiese", konnte ich mich mit ihm unterhalten.

Ich erkannte zudem, dass ich mich mein Leben lang bemüht hatte, „lieb" zu sein. Darüber habe ich meine eigenen Bedürfnisse nicht mehr gesehen oder verdrängt. Ich machte mir auf Evelynes Tipp hin eine Liste, auf der ich alle meine Wünsche notierte. Die großen und die kleinen. Und zwar aus der Sicht einer alten Frau, die auf dem Sterbebett liegt und überlegt, was sie alles im Leben versäumt hat. Das war auf eine gewisse Weise sehr brutal, aber befreiend. Mir fielen eine Unmenge Dinge ein. Zum Beispiel wollte ich schon immer einmal am Hafen sitzen und den Sonnenaufgang beobachten. Obwohl ich Hamburgerin bin, hatte ich das bis zu diesem Zeitpunkt nicht geschafft. Ich wollte auch mal nach Bayern fahren – ich träumte von grünen Hügeln, Kühen mit großen Glocken um den Hals. Martin hatte diesen Urlaubswunsch immer als „kitschig" abgetan, er fuhr lieber zum Golfen nach Sylt.

Ich hatte also eine Liste mit großen und kleinen Wünschen, die ich zu Zielen machte. Die kleinen Wünsche wurden zu „kurzfristigen", die großen zu „langfristigen" Zielen. Mindestens zweimal im Jahr überprüfe ich diese Liste auf ihre Umsetzung.

Da ich bald eine geschiedene Frau und allein sein würde, meldete ich mich in einem Tanzkurs für Singles an. So konnte ich bestimmt erfahren, wie man mit einem Leben als Single zurechtkam, und darüber hinaus Menschen kennenlernen, Freundinnen gewinnen.

In einem nächsten Schritt beschloss ich, meine Schwester zu kontaktieren und mich mit ihr auszusprechen. Ich hatte erkannt, dass ich ihr im Grunde nie verziehen hatte, dass sie hübscher und schlanker war als ich. Jetzt wusste ich, dass sie natürlich nichts dafür konnte. Sie war eben ein bestimmter *Schilddrüsentyp* – da konnte sie futtern, was sie wollte, sie würde dünn bleiben.

Auch mit meiner Mutter wollte ich reden. Ich hatte nicht vergessen, was ich als Kind empfand, wenn sie mich alleine ließ. Ich ahnte aber, dass ihr Leben nicht einfach gewesen war. Sie hatte immer das tun müssen, was mein Vater verlangte. Seiner Dominanz konnte sie sich nicht entziehen. Ich wollte ihr verzeihen.

Und dann kam noch Martin an die Reihe. Auf irgendeine Weise war ich ihm dankbar, dass alles so gekommen war. Und so grollte ich ihm eigentlich nicht so sehr. Eigentlich konnte ich ihn sogar verstehen, dass er sich eine andere Frau gesucht hatte, und ohne seinen Treuebruch wäre ich heute nicht da, wo ich bin. Nur der jahrelange Betrug lässt sich schwer verzeihen.

Die allergrößte Veränderung sah ich an mir selbst – meine Ernährung war eine ganz andere. Nach vier Wochen musste ich meine Lebensmittel nicht mehr abwiegen, ich hatte schnell „ein Händchen" für das veränderte Verhältnis von Kohlenhydraten, Eiweiß und Fett herausgefunden. Ich musste nur beachten, viele Kalorien aus Fett und Eiweiß zu essen, wenig Kalorien aus Kohlenhydraten. Ein Beispiel: Eines Tages war ich mit Heike in einer Pizzeria. Früher hätte ich mir dort eine Mini-Pizza bestellt, natürlich vegetarisch, ohne Käse und Salami. Jetzt wusste ich, dass in der Pizza sehr viele Kohlenhydrate enthalten sind, ich schätzte die Menge an Mehl ungefähr auf 150 Gramm. Also bestellte ich mir als Belag doppelt Käse, doppelt Salami und doppelt Schinken. Ebenfalls ließ ich mir

Olivenöl bringen, das ich großzügig über der Pizza verteilte. So stimmte die Verteilung von Kohlenhydraten, Eiweiß und Fett ungefähr.

Vermutlich wird jeder den Kopf darüber schütteln. Weil wir Jahrzehnte mit Ernährungslügen manipuliert worden sind und wir Dogmen gefolgt sind, denen wir hätten besser nicht folgen sollen.

In den ersten vier Wochen nach der Hypnose hatte ich bereits fünf Kilo Gewicht verloren. Nach weiteren drei Monaten waren es elf Kilo, nach einem halben Jahr waren es sogar 30 Kilo.

Evelyne führte alle sechs Wochen eine Körperfettanalyse bei mir durch. So konnten wir kontrollieren, wo ich mein Gewicht verloren hatte. Alles war auf dem richtigen Weg.

Und es ging mir einfach gut. Auch körperlich. Ich hatte nach dem Essen keinen Heißhunger mehr auf Süßes wie früher, und ich war nicht mehr so müde. Meine Darmprobleme verflüchtigten sich und ich hatte richtig viel Energie.

Endlich konnte ich normal essen, Speisen, auf die ich Lust hatte. Es war einfach umzusetzen und ... es schmeckte!

Das Einzige, was mich sehr belastete, war die finanzielle Abhängigkeit von Martin. Ich fühlte mich ihm ausgeliefert, musste ihm „dankbar" sein. Ich überlegte fieberhaft, ob und wie ich das ändern konnte. Ich konnte. Und wie.

Evelyne fragte mich einmal, ob ich einen Traumberuf hätte. Ganz unabhängig von meiner Ausbildung oder der realistischen Umsetzung. Nur aus dem Bauch heraus. Da sagte ich ihr sofort: Ich wäre gerne Immobilienmaklerin. Ich war selbst erstaunt, dass ich das sagte. Aber in dem Moment, als ich es sagte, wurde mir klar, dass das die Wahrheit war – das wollte ich unbedingt. Die Arbeit von unserem Immobilienmakler damals hatte mir sehr imponiert. Ich fand die Idee toll, Wohnungen und Häuser für Menschen auszusuchen, die ihnen entsprachen und ihnen gefallen würden.

Ich probierte mein Glück. Im Nachhinein eigentlich ganz schön blauäugig, denke ich. Doch das Glück ist mit den Mutigen.

Ich rief den Immobilienmakler von damals an und fragte ihn, was nötig sei, um Maklerin zu werden. Und tatsächlich: Der Makler, Herr Simon, wollte mich unterstützen. Er stellte mich ein, zuerst auf 400-Euro-Basis. Ich machte für ihn die Termine und erledigte leichte Büroarbeiten. Nebenbei machte ich eine Ausbildung zur Immobilienmaklerin. Ich bin bis heute noch nicht fertig damit, aber Herr Simon ist so nett und gibt mir viele Aufträge. So kann ich mich nach und nach von Martin „abnabeln". Die kleinen Vermittlungen reichen aus, um meinen Lebensunterhalt zu sichern. Aber sobald ich mal den „großen Wurf" lande und eine Luxus-Immobilie vermittle, zahle ich das Geld an Martin zurück. Darauf freue ich mich jetzt schon sehr.

Dann bin ich endlich frei.

Frei von anderen.

Und befreit aus meinem Körper.

Vom Gepäck befreit. Ein Schlusswort

Marianne

Es hat viele Momente in meinem Leben gegeben, in denen ich fast zerbrochen wäre. In denen ich an meinem Aussehen und an meinem Umfeld verzweifelte. Ich sah keinen Ausweg mehr – keine Möglichkeit mehr, eines Tages aus diesem Körper zu entfliehen. Ich hatte Angst, immer so bleiben zu müssen, wie ich war. Angst vor der Zukunft. Wohin sollte das alles noch führen? Wie lange würde ich weiterhin zunehmen? Würde ich mit sechzig Jahren nur noch im Bett liegen können, weil mein Körper mich nicht mehr trägt?

Ich bin unendlich dankbar, dass ich nun einen Weg gefunden habe und dass ich den Mut hatte, ihn zu gehen. Ich bin dankbar, dass ich Menschen gefunden habe, die an mich glauben und mir auch den Glauben an mich selbst zurückgegeben haben. Den Glauben daran, dass ich es schaffen kann. Und den Glauben daran, dass ich loslassen kann von all den falschen Vorstellungen, Hoffnungen und Versprechungen, die mich beraubt haben: um Geld, Nerven, Glück und Lebenszeit.

Nach fast genau einem Jahr wog ich nur noch 115 Kilo. Ich hatte sage und schreibe 45 Kilo verloren, nur indem ich gegessen habe, was mir schmeckt. Ich habe mich lediglich strikt an die Regel gehalten, vor allem natürliche und gesunde Lebensmittel zu mir zu nehmen – keine „Tötungsmittel“, wie Evelyne immer sagt.

Nach einem weiteren Jahr hatte ich das für meine Größe absolut akzeptable Gewicht von 69 Kilo erreicht. Ich fühle mich heute wie neu geboren. Ich bin dankbar und stolz, wenn ich in den Spiegel schaue und mich anlächle. Ich sehe wieder wie eine Frau in den besten Jahren aus – nicht wie ein Monster. Ich esse mich jeden

Tag satt, meistens um die 1800 Kalorien. Ich habe keine Angst mehr vor Jo-Jo. Ich weiß, dass der Jo-Jo-Effekt nur eintreten würde, wenn ich in meine alten Essensmuster fallen werde. Doch *warum* sollte ich das tun? Ich habe ja vorher nicht wirklich gegessen, ich habe nur gelitten. Und jetzt darf ich endlich essen!

Hinzu kommt: Diese Form der Ernährung entspricht nur mir. Mir allein. Sie berücksichtigt *meinen* Stoffwechsel. Nicht den meiner Nachbarin oder den meiner Freundin. Meinen! Mein altes Gewicht aus den Zeiten der Essstörung von 45 Kilogramm will ich nicht mehr. Ich will gesund sein und mein Leben genießen.

Evelyne

Ich hoffe, ich konnte Ihnen mit der Geschichte von Marianne ein wenig Mut machen. Marianne steckte circa fünfunddreißig Jahre in einer tiefen Krise – und hat es geschafft, sich daraus zu befreien. Möglicherweise hätte sie schon viel früher merken müssen, dass ihre Diäten und verzweifelten Abnehmversuche nicht fruchteten und sich andere Hilfe suchen müssen. Aber manchmal muss man einen langen, schwierigen Weg gehen, um sich endlich zu besinnen.

Ich kann Ihnen nur empfehlen, und das tue ich aus vollstem Herzen, sich von allen Diät-Versprechungen, Schlankheitspillen oder Ernährungsirrtümern zu verabschieden. Hungern Sie nicht. Es wird nie funktionieren. Ich sage bewusst „nie". Ich kenne nicht eine einzige Person, die mit Diäten dauerhaft (!) erfolgreich abgenommen hätte. Unser Körper ist dafür nicht gedacht.

Und noch ein Tipp: Versuchen Sie bitte, in allem das Positive zu sehen. Auch aus Krisen kann man gestärkt hervorgehen. Natürlich ist es harte Arbeit und Sie müssen handeln. Sie allein. Aber es lohnt sich, die Einstellung zu verändern, die Gedanken bewusst in eine positive Richtung zu lenken. Das geht, wenn Sie es wirklich wollen. Denken Sie an Ihr Unterbewusstsein – es wartet vielleicht schon darauf.

Ich habe in diesem Buch Mariannes Geschichte geschildert, weil sie aufgrund meiner Erfahrungen als Therapeutin so typisch ist für viele übergewichtige Menschen und weil man deswegen sehr viel daraus lernen kann. Ich habe Ihnen aber auch meine eigenen Erfahrungen und Erkenntnisse mit auf den Weg gegeben. Machen Sie etwas daraus. Tun Sie den ersten Schritt.

Machen Sie sich bewusst: Wir sind nicht alle gleich, für keinen von uns gilt das Gleiche. Und: Viele Dinge, die wir über Ernährung wissen oder glauben zu wissen (siehe auch Diätlügen ab Seite 123) sind nicht wahr. Was heute als „wissenschaftlich erwiesen" gilt, muss morgen schon nicht mehr stimmen. (Ein paar Beispiele: Schützt Milch wirklich vor Osteoporose? Nein. Besitzt Spinat wirklich einen außergewöhnlich hohen Eisenanteil? Nein.)

Gehen Sie daher Ihren eigenen Weg, begreifen Sie Lebensmittel als das, was sie sind – als Mittel zum Leben. Essen Sie nur Dinge, die Ihre Großeltern als Nahrung erkannt hätten. Vermeiden Sie industriell veränderte Lebensmittel. Und essen Sie die für Sie optimale Menge an Kohlenhydraten, Eiweiß und Fett. Das sind Grundregeln, die es zu beachten gilt. Nicht mehr, aber auch nicht weniger.

Viel wichtiger als alle Ernährungsgrundregeln ist es aber, und das sehe ich in meiner Praxis tagtäglich, neue Sichtweisen zuzulassen, auszuprobieren, in sich hineinzuhören: Was tut mir gut? Geht es mir damit besser? Und vor allem: Geht es mir damit auf Dauer besser? Wenn Sie das bejahen können: Ist das nicht ein großes Stück, das Sie vorangekommen sind?

Ich wünsche Ihnen alles Liebe und viel Erfolg.
Evelyne.

Wie ernähren wir uns richtig oder: Wie viele Lebensmittelskandale brauchen wir noch?

Noch nie war es schwerer als heute, sich vernünftig und richtig zu ernähren. Das ist eigentlich unverständlich, wo wir doch heute Lebensmittel im Überfluss haben. Die Lebensmittelindustrie redet uns ein, dass die von ihr produzierte Nahrung einfach und sicher sei. Doch gleichzeitig werden wir durch immer neue Lebensmittelskandale aufgeschreckt. Jüngste Beispiele sind: Pferdefleisch in Fertigprodukten – vorgegaukelt wurde, dass „bestes Rindfleisch" darin enthalten sei. Laut „Süddeutsche Zeitung" vom 7. März 2013 wurden bis zu diesem Zeitpunkt von 2000 untersuchten Proben 126 falsch deklarierte Produkte positiv auf Pferdefleisch getestet. Oder denken wir an die Antibiotikarückstände in Fleisch und Fisch. Immer wieder erreichen uns Schreckensmeldungen zu diesem Thema – haben wir nicht darauf vertraut, dass natürliche Produkte weitestgehend „unbehandelt" sind? Ebenfalls besorgniserregend ist das vergammelte Essen in Schulen – Eltern vertrauen darauf, dass ihre Kinder gut versorgt werden. Stattdessen erkranken sie daran. „Zeit online" berichtete im September 2012 von mindestens 4000 Kindern, die an Erbrechen und Durchfall erkrankt waren. Oft erreichen uns auch Meldungen über Medikamentenrückstande, Viren und Kolibakterien im Trinkwasser – in einem „Lebens"mittel, welches Grundvoraussetzung für Leben überhaupt ist. Kaum ein anderes Thema wird seit Jahren so kontrovers diskutiert. Ständig erhalten wir neue Empfehlungen – sowohl zur Ernährung selbst als auch zu Diäten. Doch oft steckt nur ein Nutzen dahinter: Millionengewinne der Industrie. Wir werden ausgenommen, aber auch zunehmend verunsichert und abgestumpft. Doch wir sollten uns wehren und zuallererst mit der für uns sinnlosesten Ernährungsform, der Diät, aufhören. Sie dient ebenfalls nur der Industrie, die Kassen zu füllen. Haben wir nicht genug damit zu tun, auszusortieren, was gut für uns ist und was nicht? Müssen wir uns dann noch mit sinnlosen Diäten plagen? Die Anzahl der Diäten ist inzwischen unüberschaubar geworden. Und schlimmer noch: Die Aussagen von Ernährungswissenschaftlern, sogenannten Experten und den Herstellern von Diät-Produkten widersprechen sich oft. Wer soll sich in diesem Dschungel noch zurechtfinden? Ganz perfide ist auch: Die Hersteller können tatsächlich „wissenschaftlich dokumentierte" Erfolge ihrer Mittel vorweisen und geben sich damit „seriös". Meine Empfehlung: **Machen Sie endgültig Schluss mit Diäten – egal welche – alle dienen nur der Industrie!**

Metabolic Typing im Überblick

Es stellt sich die simple Frage: Welche dieser Methoden ist wirklich die richtige? Oder anders gefragt: Wie ernährt man sich richtig?

Die Antwort: Diese Frage kann nicht korrekt beantwortet werden, weil sie falsch formuliert ist. Der Fehler liegt in dem Trugschluss, dass es *eine* richtige Ernährungsform für *alle* Menschen gäbe.

Allein die Tatsache, dass sich menschliche Ernährungsgewohnheiten regional und kulturell zum Teil stark unterscheiden, weist auf die unterschiedlichen Bedürfnisse hin: Jeder Mensch wählt seine Nahrungsmittel nach persönlichen Bedürfnissen. Das ist die Überlegung, die dem sogenannten *Metabolic Typing* zugrunde liegt.

Die richtig formulierte Frage sollte also lauten: Wie ernähre ***ich*** *mich richtig?*

Der Begriff *Stoffwechsel* beschreibt verschiedene biochemische körpereigene Vorgänge zur Gewinnung von Energie aus Nahrung. So gibt es zum Beispiel einen speziellen Stoffwechsel für die Energiegewinnung aus Kohlenhydraten, einen weiteren für Fette, einen für Eiweiß und so weiter. Der Stoffwechsel erhält den Körper am Leben. Er orientiert sich am augenblicklichen Bedarf des einzelnen Menschen. Aus diesem Grund ist der Stoffwechsel keine feste, sondern eine variable Größe, die unter anderem von genetischen, hormonellen und psychischen Faktoren gesteuert wird. Das Zusammenspiel der am Stoffwechsel beteiligten

Faktoren sowie der unterschiedliche Bedarf jedes Menschen an Nährstoffen hat im Rahmen des *Metabolic Typing* zur Festlegung verschiedener *Stoffwechseltypen* geführt.

Jedem einzelnen Typ werden unterschiedliche Nahrungsmittel zugeordnet sowie eine unterschiedliche prozentuale Zusammensetzung der einzelnen primären Nahrungsbestandteile (Kohlenhydrate, Eiweiß und Fett) empfohlen.

Die Voraussetzung für eine wirklich erfolgreiche Ernährungsberatung und -umstellung ist die Kenntnis des persönlichen Stoffwechsels und damit der Zugehörigkeit zu einem dieser Stoffwechseltypen.

Eine nicht optimale Ernährung bzw. eine Mangelernährung kann zu Übergewicht bzw. weiterer Gewichtszunahme sowie zu einer Anfälligkeit für akute Krankheiten und degenerative Prozesse führen. Aus diesem Grund sollten alle Menschen, die ihre Gesundheit verbessern oder erhalten wollen, ihren Stoffwechseltyp kennen und sich dementsprechend ernähren. Die Ernährungsempfehlungen können auch einen gestörten Stoffwechsel ins Gleichgewicht bringen, indem der jeweils geschwächte Anteil durch gezielte Nahrungsmittelauswahl unterstützt wird. Gleichzeitig sollen solche Nahrungsmittel, die dem geschwächten Anteil schaden, vorübergehend weggelassen werden. Durch die richtige Menge und Auswahl der Nahrungsmittel kann ein biochemisches Gleichgewicht hergestellt werden und sich der Stoffwechsel wieder stabilisieren. Ziel ist es, den Energiezustand, die Vitalität und damit auch die Lebensqualität deutlich zu verbessern.

Die Stoffwechselanalyse wird mit einem dialoggesteuerten Gerät, EVA 3000®, durchgeführt. Mittels Biofeedback und unter Anwendung des kinesiologischen Armlängenreflextests (Muskeltest) können unter anderem Stoffwechsel- und Drüsentyp und die Anteile an Kohlenhydraten, Eiweiß und Fett bestimmt werden. Die Analyse erfolgt ohne Blutentnahme und ist daher völlig schmerzfrei.

Übrigens: Der Gesetzgeber verpflichtet, auf Folgendes hinzuweisen: Bei dem Gerät EVA 3000® handelt es sich um ein europaweit zugelassenes und patentiertes Medizinprodukt der Klasse 2A. In den letzten sechs Jahren wurde die Wirksamkeit des Gerätes im täglichen Einsatz und anlässlich mehrer Studien belegt. Da das EVA 3000® Gerät bisher noch nicht offiziell wissenschaftlich anerkannt ist, arbeitet Horisan® (der Entwickler dieses Gerätes) mit Hochdruck an der wissenschaftlichen Absicherung.

Wie einfach eine Ernährung nach dem Stoffwechselprinzip ist, sehen Sie an folgendem Beispiel eines Käse-Brotes:
Beide abgebildeten Brote haben ungefähr 200 Kalorien.

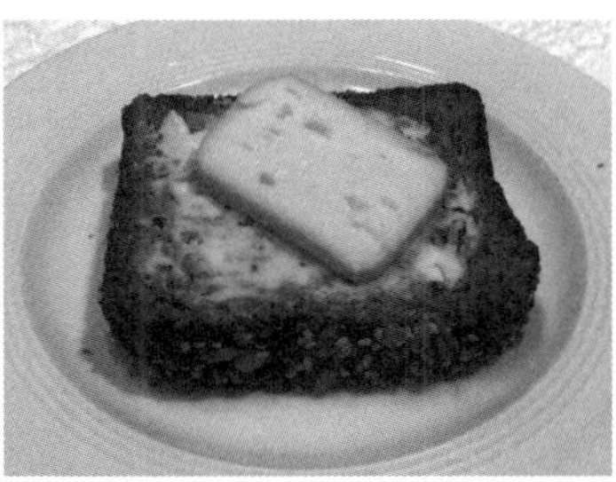

In dem linken Brot stecken die Kalorien in der dicken Scheibe Brot, weniger in Butter und Käse.

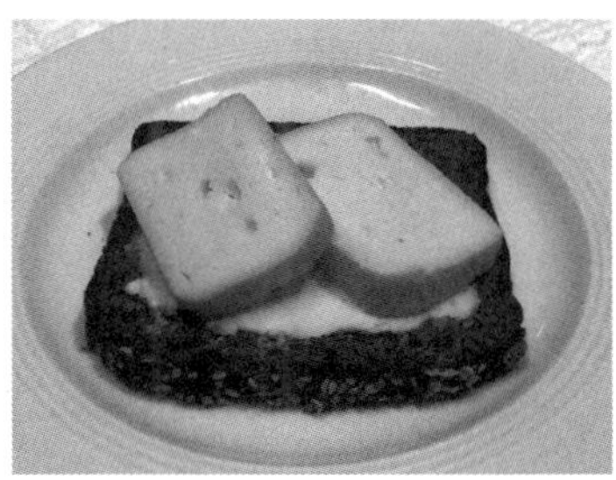

In dem rechten Brot stecken die Kalorien in Butter und Käse, weniger im Brot.

Einige Menschen werden von dem links abgebildeten Brot übergewichtig, andere von dem Brot auf der rechten Seite.

Die Drüsentypen

Im Rahmen des *Metabolic Typing* erfolgt eine Bestimmung der sogenannten Drüsentypen. Diese Bestimmung ist wichtig, um Nahrungsmittel optimal auswählen und damit eine Gewichtsreduktion herbeiführen zu können. Das heißt, es wird ein besonderer Ernährungsplan aufgestellt – nicht dauerhaft, sondern für maximal vier Wochen –, der dafür sorgen soll, die im Ungleichgewicht befindliche Drüse wieder ins Gleichgewicht zu bringen.

Mit dieser Ernährung nach dem Drüsentyp soll eine noch schnellere Gewichtsreduktion als mit der normalen typgerechten Ernährung erzielt werden. Nach vier Wochen sollte aber auf jeden Fall wieder die stoffwechsel-typgerechte Ernährung fortgesetzt und für einige Monate beibehalten werden, bevor eventuell wieder eine bis zu vierwöchige Phase nach dem Drüsentyp durchgeführt wird.

Die bei einer Drüsendiät zu meidenden Nahrungsmittel können dabei grundsätzlich für den Ernährungstyp geeignet sein, werden aber in dieser Phase gemieden oder zumindest stark reduziert.

Der Ovarientyp

Problemzonen:

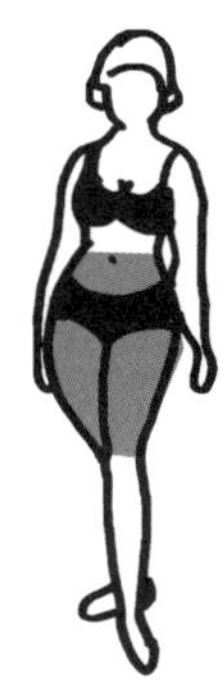

Sie hat einen schlanken Oberkörper. Dort nimmt sie anfänglich nur schwer zu, der Busen ist meist klein. Meist nimmt sie bei einer Diät am Busen ab, was oft nicht erwünscht ist. Die Problemzonen sind Bauch, Hüfte, Po und Oberschenkel. Sie neigt stark zur Cellulite.

Muskulatur und Bindegewebe:

Die Beine sind muskulös. Sie baut dort schnell Muskeln auf. Meist neigt sie zu starker Cellulite an den Oberschenkeln.

Ungünstige Lebensmittel:

In der Regel liebt sie scharfe Gewürze, die aber diese Drüse anregen. Rote Fleischsorten wie Rind und Wild sind ebenfalls ungünstig.

Zum Sport:
Die Muskulatur ist insgesamt kräftig, aber unterhalb der Taille stärker ausgebildet. Es besteht daher die Neigung, Sportarten auszuwählen, bei denen diese Muskulatur besonders beansprucht wird (Vorsicht bei Cellulite). Trainiert werden sollte dagegen die Muskulatur des Oberkörpers sowie vor allem Kreislauf und Ausdauer, da dies die eigentlichen Schwachstellen sind.

Die Energie schwankt normalerweise im Tageslauf, nimmt abends meist wieder zu. Der Ovarientyp trainiert am besten entweder früh morgens oder spät abends. Der Ovarientyp treibt lieber zusammen mit anderen Sport, liebt den sozialen Kontakt. Wenn ein Krafttraining des Oberkörpers durchgeführt wird, sollte es mit vielen Wiederholungen und mit leichten Gewichten durchgeführt werden. Sie sollten so leicht sein, dass nach 20–25 Wiederholungen die Muskeln nicht schmerzen, brennen oder zittern.

Herz-Kreislauf-Training, Ausdauer: Die typenspezifisch optimale Trainingszone für aerobes Training des Kreislaufs wird bestimmt durch folgende Formel:
unterer Pulswert: (220 minus Alter) x 0,6
oberer Pulswert: (220 minus Alter) x 0,75
Der Pulsschlag sollte während des aeroben Trainings zwischen diesen beiden Werten liegen.

Der Hypophysentyp

Problemzonen:

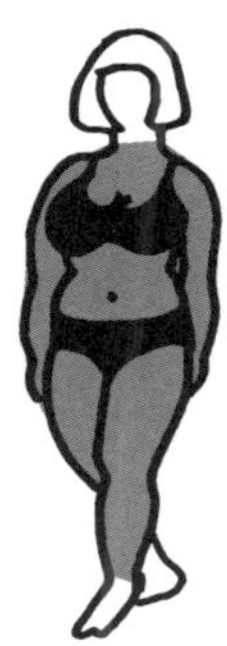

Die Problemzonen verteilen sich gleichmäßig über den ganzen Körper. Wenn sie ein paar Kilogramm zunimmt, wird das kaum wahrgenommen, da sich das Gewicht gleichmäßig verteilt. Wenn sie beispielsweise 100 Kilogramm wiegt, sieht man es ihr kaum an, sie sieht eher wie eine 85-Kilogramm-Frau aus.
Muskulatur und Bindegewebe:
Sie hat eine schlecht ausgeprägte Muskulatur. Sie muss im Fitness-Studio viel tun, um Muskelmasse aufzubauen. Das Bindegewebe ist eher schwach.

Ungünstige Lebensmittel:
In der Regel liebt sie Milchprodukte, vor allem Käse, aber die Milchprodukte regen die Drüse an. Kaffee und Alkohol sind ebenfalls nicht von Vorteil.
Zum Sport:
Sie treibt nicht gerne Sport. Am besten ist ein Krafttraining, Kreislauf und Ausdauer müssen nicht so intensiv trainiert werden. Die Energie ist morgens am höchsten und sinkt im Lauf des Tages meist ab. Daher sollte früh morgens trainiert werden. Vor dem Training sollte eine Kleinigkeit gegessen werden, das normale Frühstück kann dann nach dem Training erfolgen. Das Krafttraining sollte mit eher wenigen Wiederholungen und mit schwereren Gewichten durchgeführt werden. Sie sollten so schwer sein, dass nach 12 bis 15 Wiederholungen die Muskeln etwas schmerzen, brennen oder zittern.

Herz-Kreislauf-Training, Ausdauer: Die typenspezifisch optimale Trainingszone für aerobes Training des Kreislaufs wird bestimmt durch folgende Formel:
unterer Pulswert: (220 minus Alter) x 0,6
oberer Pulswert: (220 minus Alter) x 0,75
Der Pulsschlag sollte während des aeroben Trainings zwischen diesen beiden Werten liegen.

Der Nebennierentyp

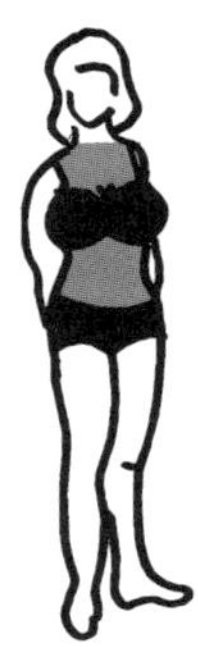

Problemzonen:
Bei ihr verteilt sich das Gewicht ebenfalls gleichmäßig, wobei sie bei starkem Übergewicht zu einem großen Busen und Bauch neigt. Das Bindegewebe ist fest.
Muskulatur und Bindegewebe:
Sie hat eine überdurchschnittlich gute Muskulatur und baut diese auch schnell auf. Das Bindegewebe ist fest. Sie hat eher weniger Probleme mit Cellulite.
Ungünstige Lebensmittel:
Meist isst sie mit Vorliebe herzhafte Gerichte und rote Fleischsorten wie beispielsweise Rind und Wild. Diese regen die Drüse an.

Zum Sport:
Sie ist von Natur aus muskulös, neigt zu einer starken Muskulatur. Daher treibt sie eher Krafttraining und Sportarten, die Kraft erfordern, da dort ihre Stärken liegen. Sie vernachlässigt oft das Training von Kreislauf und Ausdauer, die bei ihr die eigentlichen Schwachstellen sind.

Sie hat normalerweise den ganzen Tag über viel Energie. Sie neigt zu Überhitzung, bekommt leicht einen roten Kopf und fängt leicht an zu schwitzen. Sie trainiert am besten, wenn es kühl ist, im Sommer daher am besten vor oder nach der Mittagshitze. Wenn Krafttraining durchgeführt wird, sollte es mit vielen Wiederholungen und mit leichten Gewichten gemacht werden. Sie sollten so leicht sein, dass 20 bis 25 Wiederholungen möglich sind, ohne dass die Muskeln schmerzen, brennen oder zittern. Bei diesen Übungen sollte darauf geachtet werden, dass die Gelenkigkeit gefördert wird, da diese beim Nebennierentyp oft problematisch ist.

Herz-Kreislauf-Training, Ausdauer: Das Kreislauftraining ist wesentlich wichtiger als ein Krafttraining. Besonders jene Frauen, die nicht schon beruflich viel Bewegung haben, sollten ihren Kreislauf trainieren. Die typenspezifisch optimale Trainingszone für aerobes Training des Kreislaufs wird bestimmt durch folgende Formel:
unterer Pulswert: (220 minus Alter) x 0,75
oberer Pulswert: (220 minus Alter) x 0,85
Der Pulsschlag sollte während des aeroben Trainings zwischen diesen beiden Werten liegen.

Der Schilddrüsentyp

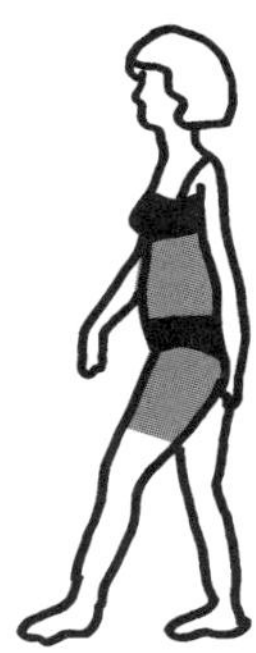

Problemzonen:
Sie ist in jungen Jahren meist dünn und wird nur schwer übergewichtig. Wenn sie zunimmt, dann vor allem am Bauch, eventuell an den Oberschenkeln.
Muskulatur und Bindegewebe:
An den Oberschenkeln baut sie schnell Muskelmasse auf. Sie „schwächelt" eher im Schulterbereich.

Ungünstige Lebensmittel:
Die Drüse wird vor allem durch Zucker und raffinierte Kohlenhydrate angeregt. Aber auch Kaffee und Obstsaft sollten mit Vorsicht genossen werden.
Zum Sport:
Sie hat eine kräftige Beinmuskulatur, während die übrige Muskulatur weniger stark ausgebildet ist. Es fällt ihr schwer, dort Muskulatur aufzubauen. Sie sollte daher Krafttraining machen, um die Muskulatur zu stärken, aber Kreislauf- und Ausdauertraining nicht vernachlässigen. Bei den gängigen Methoden des Kreislauftrainings (Joggen, Walken, Schwimmen etc.) wird die Muskulatur von Beinen und Gesäß sowieso ausreichend trainiert. Die Energie schwankt im Laufe des Tages sehr stark, besonders gegen Nachmittag sinkt sie oft rapide. Es gibt keine Tageszeiten, die für ein Training besonders gut oder schlecht sind. Das Krafttraining sollte mit eher wenigen Wiederholungen und schweren Gewichten durchgeführt werden. Sie sollten so schwer sein, dass nach 12 bis 15 Wiederholungen die Muskeln etwas schmerzen, brennen oder zittern. Die typenspezifisch optimale Trainingszone für aerobes Training des Kreislaufs wird bestimmt durch folgende Formel:
unterer Pulswert: (220 minus Alter) x 0,75
oberer Pulswert: (220 minus Alter) x 0,85
Der Pulsschlag sollte während des aeroben Trainings zwischen diesen beiden Werten liegen.

Kleiner Leitfaden für eine gesunde Ernährung im Überblick

Alkohol

In Maßen genossen, kann er die Lebensqualität steigern. Frauen sollten jedoch nicht mehr als 10 Gramm Alkohol pro Tag trinken, Männer nicht mehr als 20 Gramm. 20 Gramm Alkohol entsprechen etwa 0,5 Liter Bier oder ¼ Liter Wein.

Ballaststoffe

Sie sind unter anderem aufgrund ihres hohen Quellvermögens wichtig für eine gesunde Darmtätigkeit und sorgen für eine gesunde Darmflora. Dabei sollte viel getrunken werden.

Eier

Eier standen lange unter dem Verdacht, den Cholesterinspiegel zu erhöhen, was sich als Irrtum herausstellte. Im Gegenteil: Eier sind ein fast perfektes Lebensmittel. Sie enthalten hochwertiges Eiweiß, ungesättigte Fettsäuren, viele Vitamine und Mineralstoffe. (siehe auch Seite 72)

Essenspausen

Die sind wichtig, damit sich die Bauchspeicheldrüse von ihrer schweren Arbeit erholen kann. Ideal sind drei Mahlzeiten am Tag, nach jeder Mahlzeit sollte mindestens eine vierstündige Pause eingelegt werden. Auch deshalb, weil während der Insulinausschüttung keine Fettverbrennung stattfindet. (siehe auch Seiten 71 und 126)

Fett und Öl

Verzichten Sie auf industriell gefertigte Fette wie Margarine, Öl in Plastikflaschen oder gehärtetes Kokosfett – die sind ungesund. Gesund sind natürliche Fette wie Butter, hochwertige Öle und Kokosöl. (siehe auch Seite 54)

Fleisch und Fisch

Essen Sie abwechslungsreich Fleisch und Fisch. Vor allem Kaltwasserfische sind gesund, weil sie Omega-3-Fettsäuren enthalten. Auf hochwertige Ware achten. Bei Fleisch und Fisch möglichst Bio-Ware kaufen.

Gemüse

Fünf bis acht Portionen täglich sind ideal. Am besten vollreifes Gemüse verzehren, so erhält Ihr Körper genügend Vitamine, Mineralstoffe und Enzyme (1 Portion = 1 Handvoll).

Getränke

Trinken Sie mindestens 2 Liter Wasser oder (ungesüßten) Tee täglich. Milch, Limonade, Fruchtsaft, Energie-Drinks, koffeinhaltige Limonaden oder ähnliches zählen nicht zur täglichen Flüssigkeitszufuhr.

Getreideprodukte

Vollkornprodukte haben mehr Ballaststoffe. Aber lassen Sie Ihren Geschmack und Ihre Intuition walten. Wenn Sie Lust auf Weißbrot haben, dann essen Sie es und haben Sie dabei kein schlechtes Gewissen.

Kaffee

Nicht so schlecht wie sein Ruf. Wenn Sie ihn gut vertragen, genießen Sie ihn – aber in Maßen.

Kohlenhydrate

Es gibt stärkearme und stärkereiche Kohlenhydrate. Meine Empfehlung: wenig stärkereiche Kohlenhydrate und vor allem wenig industriell verarbeitete Kohlenhydrate zu sich nehmen. Decken Sie Ihren Kohlenhydratebedarf überwiegend durch Gemüse und Obst.

Milchprodukte

Vorsicht vor Übersäuerung. Milchprodukte können keinen Mineralstoffmangel aufheben. (siehe auch Seite 72)

Obst
Fünf bis acht Portionen täglich sind ideal. Am besten vollreifes Gemüse verzehren, so erhält Ihr Körper genügend Vitamine, Mineralstoffe und Enzyme (1 Portion = 1 Handvoll).

Salz
Unser Speise- und Kochsalz hat mit der eigentlichen Bedeutung des Wortes *Salz* nichts mehr zu tun. Es durchläuft einen langwierigen Raffinierungsprozess, in dem es mit über 200 Chemikalien in Berührung kommt und fast alle Elemente abgespalten werden – bis auf Natrium und Chlorid. Raffiniertem Salz fehlen wertvolle Begleitstoffe wie Kalzium, Magnesium, Kalium, Eisen, Zink und weitere Mineralstoffe und Spurenelemente. Hinzu kommt chemisches Trennmittel für eine gute Rieselfähigkeit und künstlichen Beigaben wie Fluor und Jod.

Mein Tipp: Greifen Sie lieber zum Himalaya-Salz. Es ist ein unraffiniertes Steinsalz, das nicht mit Chemikalien in Kontakt gekommen ist.

Süßigkeiten
Sollte immer etwas „Besonderes" sein. Natürlich dürfen Sie naschen, aber Süßes sollte kein Bestandteil Ihres Alltags sein. Achten Sie darauf, dass keine Süßungsmittel wie Aspartam (siehe auch Seite 19) enthalten sind.

Wurst
Nur in Maßen essen, da sie schlechte (ungesättigte) Fette enthalten.

Vegetarische Kost
Für manche ist diese Ernährungsform gut, für andere nicht. Wenn Sie sich vegetarisch ernähren, achten Sie besonders darauf, dass ihr Eiweißbedarf gedeckt ist. Sojaprodukte sind oft genmanipuliert, achten Sie auf hervorragende Ware. Soja enthält aber auch Stoffe, die die Arbeit der Schilddrüse stark unterdrücken können. Bereits 30 Gramm täglich können nach einigen Wochen zu Symptomen wie Energielosigkeit, Verstopfung und Senkung der Stoffwechselrate führen.

Zusatzstoffe

Achten Sie auf Zusatzstoffe, die mit einer „E-Nummer" gekennzeichnet sind. Die Liste der Zusatzstoffe ist lang, Sie finden eine solche beispielsweise unter *www.zusatzstoffe-online.de* oder *lebensmittellexikon.de.*

Welche E-Nummern gehören zu welcher Kategorie?

Farbstoffe	E 100 – E 180
Konservierungsstoffe	E 200 – E 252
Säuerungsmittel	E 260 – E 297 und E 322 – E 385
Antioxidationsmittel	E 300 – E 321
Verdickungs-/Geliermittel	E 400 – E 418
Emulgatoren/Stabilisatoren	E 420 – E 495
Trennmittel, Backtriebmittel	E 530 – E 585
Geschmacksverstärker	E 620 – E 640
Überzugsmittel, Schaumverhüter	E 900 – E 914
Mehlbehandlungsmittel	E 920 – E 928
Packgase	E 938 – E 948
Süßungsmittel	E 950 – E 967
Modifizierte Stärke	E 1404 – E 1450

Infos / zum Weiterlesen (Auswahl)

Edelmann, Walter: Lernpsychologie, Psychologie
Giesemann, Katherina: Hungern im Überfluss
Hagin, Susanna: Geschlemmtes Traumgewicht
Hartenbach, Walter: Die Cholesterinlüge
Mazur, James: Lernen und Verhalten
Rollinger, Maria: Milch besser nicht
Spock, Benjamin: Baby and Child Care
Wetter, Ursula: Gesund abnehmen nach dem Stoffwechseltyp
Wolcott, Fahey: Essen, was mein Körper braucht

www.foodwatch.de
www.gesundheit-report.de
www.gesundheit-report.de/in-kuerze/artikel1575/mineraloel-und-zucker-in-babytee.html
www.horisan.de
www.uni-leipzig.de
www.peta.de/web/home.cfm?p=2378
www.spitzbarts-gesundheitspraxis.de
www.zentrum-der-gesundheit.de

Danksagung

Dieses Buch gibt mir die Gelegenheit, den Menschen zu danken, die mich und mein Leben geprägt haben. Natürlich kann ich an dieser Stelle nicht alle mir wichtigen Menschen namentlich nennen, doch ich bin mir sicher, dass diese wissen, dass ich ihnen gedanklich und freundschaftlich verbunden bin.

Meinen Eltern danke ich von Herzen, dass sie mir mein Leben schenkten und es mit Ihrer Liebe so wertvoll machten.

Meiner Schwester Christine möchte ich ebenfalls von Herzen danken. Sie ist mir in sehr vielen Dingen ein großes Vorbild, vor allem, was ihre Ruhe und Gelassenheit angeht. Sie macht damit ihrer Familie und ihrem Umfeld ein wunderbares Geschenk.

Mein allergrößter Dank geht an meinen Mann Michael. Sein klarer Verstand, seine Geduld, seine Feinfühligkeit und seine Wärme sind unter anderem daran beteiligt, dass ich die Frau sein kann, die ich bin. Mit eigenem Willen, in tiefer Liebe zu ihm und doch frei.

Natürlich möchte ich auch den Menschen danken, an die ich mich nicht gerne erinnere. Sie haben ebenfalls dazu beigetragen, mich zu entwickeln und zu formen. Dank ihnen durfte ich die negativen Seiten des Lebens kennen lernen. Diese Menschen sind mir ein Vorbild, nicht zu werden wie sie.

ISBN 978-3-89798-390-8

Edition Lebenslinien

Einbandgestaltung, Typografie und Satz: Catharina Ende, Leipzig
Titelbild: iofoto, fotolia.com
Druck und Bindung: Interpress Co., Ltd., Budapest
Printed in Hungary

www.buchverlag-fuer-die-frau.de